呼吸 Breathe to Heal 为了疗愈

全新的呼吸科学与医学
透过清醒的呼吸，彻底转化身心

A New Science and Medicine of Breath
Radical Body-mind Transformation through Conscious Breathing

[美] 杨定一 / 著

马奕安（Jan Martel） 陈梦怡 / 编

华龄出版社
HUALING PRESS

北京市版权局著作权合同登记号 图字：01-2023-3222 号

图书在版编目（CIP）数据

呼吸，为了疗愈：全新的呼吸科学与医学，透过清醒的呼吸，彻底转化身心 /（美）杨定一著；马奕安，陈梦怡编 . -- 北京：华龄出版社，2023.7

ISBN 978-7-5169-2578-2

Ⅰ . ①呼… Ⅱ . ①杨… ②马… ③陈… Ⅲ . ①呼吸疗法 Ⅳ . ① R459.9

中国国家版本馆 CIP 数据核字 (2023) 第 119182 号

策划编辑	颉腾文化	封面设计	卢峻暐 / Colin
责任编辑	鲁秀敏	责任印制	李未圻

书　　名	呼吸，为了疗愈：全新的呼吸科学与医学，透过清醒的呼吸，彻底转化身心
作　　者	[美]杨定一　　　编　者　马奕安（Jan Martel）　陈梦怡

出　版
发　行

华龄出版社
HUALING PRESS

社　　址	北京市东城区安定门外大街甲 57 号	邮　编	100011
发　　行	（010）58122255	传　真	（010）84049572
承　　印	涿州市京南印刷厂		
版　　次	2023 年 7 月第 1 版	印　次	2023 年 7 月第 1 次印刷
规　　格	640mm×910mm	开　本	1/16
印　　张	19.75	字　数	247 千字
书　　号	978-7-5169-2578-2		
定　　价	99.00 元		

我们这一生都是创伤。

从出生到离开这个世界，不断地有创伤，

最多只是换一个创伤的剧本。

写这本书，不是为了探讨一般的呼吸而已，

而是希望陪你一起采用眼前适合疗愈的呼吸。

是一种很强烈的感触推动着，要我把这些知识带出来。

多年来，对我来说，"呼吸"是一个核心的主题，而有关键的重要性。虽然我在许多场合引用过本书所谈的呼吸的观念，但还没有机会彻底介绍这些方法、知识和机制。是到了近几年，大众健康观念突然有一种截然不同的转变，才让我有空间从疗愈的角度来谈呼吸带来的转化，就像去年终于能透过《疗愈的饮食与断食》对饮食的疗愈做一个大的整合。

我在很年轻的时候就发现——懂得妥当的呼吸，能大幅改善个人的表现。当时，我是透过自己在体育竞赛的投入，发现如果懂得用鼻子正确呼吸，不光是运动时不容易累，休息时也比较容易恢复过来。

也就是说，懂得妥当的呼吸，在身体的表现和稳定度方面确实会有优势。

对呼吸和运动表现的关系以及背后的机制，即使我那时候还小，也自然会好奇。但当时这方面的研究可以说是一片空白。于是，我就在擅长的柔道和足球领域，用自己的身体来体验、学习和验证。这方面的自我探讨为我带来很大的收获，只是后来因为受伤，也就停下了在运动领域发展的脚步。

然而，对身心的运作，这方面的探讨从来没有停过。后来投入医学的临床和研究领域，也自然会想知道呼吸对健康有什么影响。为什么光是妥当地用鼻子呼吸、用各种瑜伽的方法来呼吸，就可以对一个人的身心健康带来转变？

带着这个动机去看文献，也自然发现尽管呼吸是一个这么基本的主题，而且还累积了几千年瑜伽的文献和经验，但现代医学在这个主题上却是连边都还没有摸到。

当时最多是盖统（Arthur Guyton, 1919~2003）的《医学生理学》和后来康罗（Julius Comroe, 1911~1984）的《呼吸生理学》会提到一些，而且着重在呼吸的气体在身体内怎么进行交换，以及这个交换对生理环境酸碱值的影响，并没有意识到呼吸对身心整体的重要性，也没有相应的篇幅去讨论。

即使只有这么初步、原始的讨论，西方医学经过这近百年的累积，也已经知道呼吸对我们生理代谢有主要的作用。不只是应付运动时身心强烈的需求，而对一般的运作、细胞环境的恒定、血液的健康都有关键性的影响。

当年才十几岁的我，只读医学的描述就已经感受到呼吸的不可思议。胸腔扩张收缩，让气体经由呼吸道进出，单单如此就已经在影响体内的生理环境。这么关键的呼吸，更应该是一个临床可以着手的项目才对。为什么不透过呼吸，让更多人回到健康？

等到我接触临床领域，才发现大多数医师对呼吸的重要性其实视而不见。甚至有些医师会认为呼吸快慢或长短并不重要，反正身体会自己依照需求来调整。他们的看法，就好像把呼吸只当作附属于生存而有的一种现象，而它本身对健康的作用并没有什么好谈。

有这样的经过，加上自己喜欢运动却早年受伤而中止体育生涯的遗憾，我只要有机会就想用自己对身体与健康的认识来帮助人，特别是帮助专业选手。后来也在美国、中国台湾地区都接触到一些运动家，用我的方式帮助他们更上一层楼。

但当时，呼吸这个主题，在运动医学的领域连一点影子都没有。既没有任何解释，也没有什么看法和观点。我在台湾地区接触到的专家，无论选手、教练或其他专业人士都还没意识到呼吸的重要性。他们会关注饮食、重视训练的频率和强度，但相关的知识与观念可以说还停留在 20 世纪。他们当然更不可能知道，从呼吸着手可以改善体能和运动的表现。

一个这么重要的项目，能改善专业选手的表现，也能带给大众健康，为什么没有受到应有的重视？为此，我下定决心透过自己的一点力量，将我这几十年在饮食、营养、运动、呼吸、心理管理、静坐等方面的探索搭建出一套完整的系统，而将这一整套体系称为"真原医"。

当然，严格讲真原医不能说是我个人或是谁的系统，最多是透过我将各领域的智慧整合起来。所有的理论和实践，与古人长生不老的智慧是相通的。毕竟身体健康，心才会健康；或反过来说，心健康，身体也会得到健康。

在身—心的健康之间，呼吸是最好的一个桥梁。

为什么用"桥梁"来做比喻，我接下来会在这本书慢慢打开。虽然之前在"全部生命系列"几十本书籍作品、有声专辑、共修和活动中，我都透过各式各样的方法带出呼吸的练习，但我认为这里还是需要做一个整合。

从我的角度来看，呼吸、运动、饮食、断食是一样的重要，一个都不能少。

特别是呼吸，一般人每分钟呼吸在 18～20 次左右，只要几分钟没有呼吸，也就没有了生命。当然心跳也有一样的地位，没有心跳，也就没有生命。关键的差别在于，我们很难透过一个方法去影响心脏，但若要调整呼吸，却是有办法的。

呼吸，可以透过人的意志去改变。它的运作允许意识和潜意识有一个交会点。你睡着了，没有去干涉它，它还是继续进行。你醒着的时候，在一定的范围内，也可以透过意志让呼吸加快或让呼吸慢下来。

这个让意志插手的空间，在所有受自律神经调节的器官作用里，可以说只有呼吸才有。没有其他作用像呼吸有这么大的调整余地，而不会立即影响人的生存。

呼吸的作用蕴含无穷的宝藏，我在十几岁时有这个幸运可以发现它。也因为自己体会很深，这一生自然投入这个颠倒的、反向的工程，来验证当年的体会是正确的，并且将它整合成一个完整的系统，跟更多人分享。

几十年过去了，当时许多观念现在已经可以透过最先进的分子医学、生物化学研究得到证明。同时，正视呼吸和健康的专家也多了起来。尽管还不能算是主流，但呼吸的科学已经开始逐渐普及。我很有把握，呼吸科学接下来也会变成一个重大的研究与临床的领域，而不会再走回头路。

呼吸对个人健康的影响是一时不停的，从出生到人生最后一刻都是如此。古人也知道呼吸与灵性、心灵方面的追求有密切的关系。甚至可以说，没有第二个身体的功能可以比呼吸更接近心灵－灵性的层面。

现在回想，2020 年，我透过《转折点》将时代的转变，特别是地球正进入一个周期转变的转折点所带来的种种变化，从科学和灵性的角度做了一个汇总。当时可能许多读者，包括身边共事多年的同事，都不见得能理解为什么我要去碰触这样的主题，但我相信愈来愈多的朋友已经体会到这种急迫感从何而来，知道跟全球的转变脱离不了关系。

也因为如此，2022 年出版《疗愈的饮食与断食》，我便紧接着进行整整两个月的"定在心"共修，每天早午晚带着全球各地的朋友一同进行心的净化与沉淀。坦白说，才刚结束这两项大工程，我并不会想再麻烦自己又开启一个工程，来写这么重要的一本呼吸的书。

然而，全球共同的危机 COVID-19 发展至今，这场病毒、人体免疫系统、疫苗与药物干预的战争，到现在结果仍属未知。疫情在亚洲的进展又比世界其他地方慢了两三年，虽然新变种的致死率已经不像原始病毒株那么高，但感染带来的发炎和长期后遗症，在我看来还是一个需要重视的健康议题。

在这样的时刻，接下来人类会遇到更多大自然和人为的挑战。不能等到哪一天，大家已经走了多少冤枉路，才突然发现这些古人老早就留下来的方法，还纳闷为什么没有人提醒。

一个人如果懂得呼吸的智慧，透过呼吸的调整来移动自律神经的平衡，至少可以帮助身体减轻发炎反应。改善发炎体质，身体也就不会进入过度反应而自我伤害的恶性循环，有机会缓解 COVID-19

后遗症的影响。

所以，尽管有忙不完的工作，我还是请马奕安博士（Jan Martel, Ph.D.）和陈梦怡跟我配合，将这本呼吸的书带出来。马奕安博士承担了所有科学文献的整理工作，以及大多数的插图制作；陈梦怡的编辑则将科学、疗愈和全部生命的观念做了流畅的整合。他们两位也亲自体验书中的方法，而都有自己的心得要分享给大家。

《呼吸，为了疗愈》从科学与医学出发，含着身体和心理疗愈的关键。这一点，我也希望读者务必亲自体验、投入练习。毕竟面临生存的挑战、人生的变化，一个人懂得妥当的呼吸，也就可以掌握到自己的中心，为自己带来很稳重的态度、不轻易动摇的价值观。

此外，副书名里"透过清醒的呼吸，彻底转化身心"则反映我写这本书更深的期待——透过每一口呼吸，和你我最亲密、最分不开的呼吸，解开身心的障碍，点点滴滴活出生命的真实、存在的喜悦。

生命，在这一口呼吸，让我们一起掌握它、欣赏它、享受它。

I

II

III

IV

V

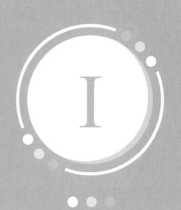

01

舌抵上颚，突然落到我眼前

那一天下午，我刚做完实验，去跑步。当时大概 20 出头，从巴西到美国没几年，正是学术生涯最紧凑、最忙碌的一段时间。我经常忙到三更半夜，用物理、数学、生物化学各种专业希望解答白细胞，尤其是自然杀手细胞和毒杀性 T 细胞怎么清除肿瘤、怎么消灭外来的细菌和病毒、怎么构成身体的防御等等问题，而在免疫学领域有很大的突破。

我整天在实验室工作，如果下午有点空当，就会到东河旁边去跑步。

虽然名字有"河"，但东河其实不是河，而是大西洋深入纽约腹地的海淡水交会水域。说它是海峡也可以，也有人把它当作横跨纽约的海湾。东河的水位每天受潮汐高低影响，有很明显的变化。

纽约大多数时间很冷，风很大。一般人看到有点太阳，就会下楼去跑步，我也一样。

我通常从 63 街开始跑，那一带有洛克菲勒大学、纪念斯隆—凯特琳癌症中心、纽约医院的威尔康乃尔医学中心，三个机构都是全世界出名的医学研究单位。我会跑到 120 街，来回大概 6 英里，10 千米左右。

除了利用下午的空当和周末跑步，我也常找一群中南美的球友，主要是墨西哥人，和一些从巴西、乌拉圭、阿根廷、智利来的人，临时组一个球队，跟另一群欧洲人在纽约中央公园踢足球。

那一天，我又到了纽约东河旁跑步。跑步时突然体会到一个人影，他穿戴着古人的衣服和珠宝，非常庄严。当时他教我做舌抵上颚。

我那时在跑步，还是照着做，将嘴巴闭起来、舌头贴在口腔上方。本来在跑步，呼吸很重、很快。一做舌抵上颚，我发现自己虽然还在跑步，但呼吸马上变慢，而且全身顿时放松下来。

　　继续跑，吸气愈来愈长，吐气也愈来愈长。

　　我停下来，心中充满了惊讶和感激。一个医学的大秘密就这么突然落到我眼前，当时心中是非常激动的。

　　我继续跑，完全可以闭上嘴巴跑步，不需要像过去一样张着嘴喘气跑。

　　这一趟跑步，对我完全是一种脱胎换骨的经验。过去以为非怎么样不可的状态，全部被这个经验给推翻了。对我的人生也带来了很大的变更。

　　这其中的领悟，对我有一个中心的重要性，而且是足以改变许多人生命的关键。这么重要的事实，我只怕别人不知道。也是因为这样，我后来在许多场合和作品中，都会把"舌抵上颚"带出来。

　　不光是这次跑步的经验，我在个人的静坐中也一再重复舌抵上颚。这重复不是刻意，完全是自然的。那是静坐到很深的时候，完全没有时—空的观念，口腔上方还流下带着甘甜味道的液体（我后来也沿用古人的说法称为"甘露"），我发现舌头已经卷到了口腔后面，很轻松，就像是舌头自己想往后卷。

　　在跑步中得到的领悟，让我发现舌抵上颚可以作为一个练习，或者说养成闭起嘴巴、用鼻子呼吸习惯的身心培训工具。舌抵上颚对神经系统有一种直接的刺激作用，可以让副交感神经开始放松。这一点，我接下来会多说一些。

　　这本书，即使你读到这里就停下来，只要守住"舌抵上颚"的重点，可以说已经得到一个这一生用不完的宝藏。

　　关于呼吸的大秘密，我会在接下来慢慢打开。

舌抵上颚

"舌抵上颚"是我最常带出来的练习，你从前面的描述可以看到，它其实是自然而然的结果，但我把这个最终的结果直接带给每个人，也就打破先后的观念，让终点成为你的起点。

一样的道理，我在"全部生命系列"也把最成熟的人自然会进入的参和臣服当作是你的练习，而你走到最后，也会发现参和臣服是自然而然的结果。

我这一生来，样样都是颠倒。包括这里所谈的舌抵上颚也是一样，把一个你在静坐中最放松、最根本的状态颠倒过来，让它成为你一开始的练习。

一般人如果自己没有体验过这个状态，也不可能凭空想象出来，还把它当作一种练习。过去只有印度的古人这么做，我们才会在经典看到 *khekari mudra* 逆舌身印的记载。

我带年纪比较小的孩子做舌抵上颚时，通常会先带着他们"弹舌头"。很多人都会弹舌头。让舌头放松，在上颚和下颚间很快弹起来，发出"嘟~"的声音。多弹几次舌头，你会熟悉这个感觉，也帮助你口腔和舌头放松。

做舌抵上颚时，你并不需要去在意舌头卷到哪里，只要舌头一部分轻轻松松贴着上颚就好。对一些比较成熟的朋友，我甚至会说不用去刻意摆哪里，舌头会自己去找到它的位置。

让我再提醒一次：练习时，不用特别去在意舌头卷到哪里，只要轻轻松松贴着上颚就好。

这就是我希望每一位朋友随时都能做的练习——舌抵上颚。

02

想从医学的角度去解释一切

很小的时候，还没几岁，我就喜欢踢足球。

当然，这跟我在巴西长大脱离不了关系。巴西并不是富裕的国家，用华人的标准来看，甚至可以说是贫穷的国度。我小的时候，整个国家的人口还没有破亿。那么广大的土地，也就几千万人而已。

因为穷，没有什么娱乐，大家都很迷足球，从小踢球，互相比赛。我也一样，对足球非常着迷，年纪很小就已经出场比赛。有些比赛离家近，有些要跨州出远门去比赛，要面对很激烈的竞争。

既然如此，我当然会花很多时间探讨足球的技巧。一天在场上练球的时间，至少几个小时。别人问我在忙什么，我会半开玩笑说是足球选手，顺便读中学。

这也是事实，在我心里完全以运动为主，其他都是次要。

既然注意力在球场上，也对于怎么提高自己的竞争力特别感兴趣，会想知道怎么提高精力、加强肌肉爆发力、提高运动的耐力，看能不能在场上撑更久的时间。用现在的话来说，就是怎么去达到运动表现的巅峰。

这个主题，我相信不光我，每个运动员都想知道、也会关注。

当然，我最幸运的是很早就接触医学，而且对生理学特别感兴趣。我在很小的时候就读到盖统的《医学生理学》，现在想不起来是第几版，但印象中是蓝色封面，大概近千页厚。一般教科书因为范围大、主题多而广，通常会邀请多位专家合写来覆盖整个领域。但盖统是自己完成整本书，从1956年第1版到1991年第8版都是一个人进行，另一位作者霍尔（John E. Hall）到第9版才加入。盖统自己也做了一些实验，让他在书中清楚说明——身体对氧气的需求，才是调控心脏输出的血液量。

这本书在 2000 年出到第 10 版，是盖统 2003 年车祸过世前最后一个版本。第 11 版后，封面上仍然有盖统的名字，作为纪念，也是致敬。盖统的《医学生理学》到现在已有 14 版，翻译成至少 15 种语言。许多医师应该都读过。

他的写法很特别，从系统的层面着手，用一种整体的眼光把各种功能、各个部位、各个系统、不同的机制和路径一一串起来，就好像故事一样有头有尾。从物理到生化，都有一个道理可以解释。好像他就是一手造出生命这套系统的造物主，对一切都有一个简单明了而妥当的说明。

这种写法非常吸引我的注意。我因为喜欢运动，对各种生理现象可以运作到什么地步，本来就有自己的经验。从自己的体会出发，对这种整体性、系统性的观点，更是印象深刻。

尤其他对呼吸的解释，跟一般的专家都不一样。

我每天练球、运动，很小就注意到呼吸快慢对人的状态有影响。读盖统的《医学生理学》时，还没有开始接触病人，自然读到什么都会想到运动的层面。

举例来说，我很早就发现，愈用力呼吸，身体反而愈感觉不对劲。后来读到盖统谈"过度呼吸"（hyperventilation）这个主题，才发现他也提到呼吸量愈大，身体组织可以得到的氧气反而愈不够。

这个道理听起来是矛盾的。

送更多空气到身体里，怎么反而会让身体更缺氧？但我又确实体会到，在比赛的时候，假如我过度呼吸，就会头晕，甚至会感觉身体里好像少了什么很重要的东西。

事后从盖统的解释来看，那时缺少的，就是氧气。我当时不懂，自然会好奇是怎么回事。一遇到盖统的《医学生理学》就非常入迷，而把原本想不通的一些现象可以串联起来。

大口呼吸不等于深呼吸

你大概也会注意到，面临强烈的压力，也许是课堂需要上台报告、准备工作的会议，也可能是和朋友或家人针锋相对，呼吸会不自觉加快、变浅。整个人感觉闷住了，甚至会喘不过气来。

不光一般人有这种困扰，即使国王也免不了。不知道你有没有看过电影《王者之声：宣战时刻》（*The King's Speech*），主角是英国的乔治六世。他的哥哥温莎公爵原本继任为英王爱德华八世，却为了婚姻自主与当时的内阁发生争执而宁愿退位。乔治六世不得不接下国王的责任，意外改变了自己一家的人生。他当时有两个女儿，大女儿伊丽莎白才 10 岁，跟着成为王位推定继承人，也就是前一阵子刚离开人间的英女王伊丽莎白二世。

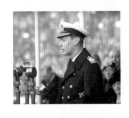

片子从乔治六世首次公开演讲开始。乔治六世本来就有严重的口吃，每个人都看得出来，他愈紧张，说话就愈费力。呼吸急、浅而且不均匀，充分透露内心的焦虑和恐惧。

你认为这时用力做几次大口的深呼吸，会有帮助吗？

一般人会以为大口深呼吸可以增加血液里的氧气，让身体安定下来，为各部位的运作补充氧气。但这并不是事实，大口深呼吸并不会增加血氧。

一个健康的普通人，他的动脉血液里，红细胞里的血红素已经被氧气几乎占满，是饱和浓度的 95% ~ 99%，吸更多新鲜空气进入身体也不会更提高氧气的含量。这时如果做大口的深呼吸，反而会将二氧化碳快速排出体外，而破坏血液原本的平衡。

二氧化碳是细胞在燃烧养分、取得能量过程所产生的气体。你可能会以为二氧化碳就像汽车排放的废气，排掉愈多愈好，但其实不是的。血液里的二氧化碳降低，反而让氧气送不进去组织和器官，包括我们的大脑。

为什么会如此？

我先简单从血红素的性质说起，接下来再慢慢把它的机制打开。

血红素是一种可以和氧气与二氧化碳结合的蛋白质，红细胞 90% 都是血红素。充满血红素的红细胞就像一艘艘在血液中漂浮的小船，这艘船在身体来回航行并且遵循一项规则：要环境偏酸或说有二氧化碳在场，才能放氧气下船。

如果环境偏碱，或说二氧化碳不够，即使载着氧气的血红素已经抵达需要氧气的组织，也无法把氧气放出来。于是，明明血液里有氧气，但细胞、组织和器官却只能停留在缺氧状态，得不到帮助。

二氧化碳的作用不只如此，除了透过调整酸碱值来帮助血红素释放氧气，它本身还有扩张血管、促进血液流动的作用。

现在你知道了，用力呼吸时，大口吐气快速排出二氧化碳，对身体反而有负面的影响。二氧化碳浓度变低，一方面让血管扩张不了，让正需要氧气的组织、器官和大脑得不到足够的血液；而环境偏碱，更是让血红素将氧气紧抓着不放，虽然有氧气但无法进行有效的交换。于是我们感觉喘不过气、无精打采、头昏脑涨。

对于像乔治六世这样身心正处于压力状态的人，让他用力大口呼吸非但没有立即的帮助，甚至让身心更紧绷、运作更困难。

身心其实知道怎么运作，并不需要我们用力呼吸来打断它的步调。只要懂得方法，我们反而能采用轻松而有效率的呼吸，将氧气输送到各部位，带动身体一同运作。

怎么达成这种有效率的呼吸？这一点，我会用这本书慢慢带出来。

03

我们每天"吃"最多的就是空气

我们随时都在呼吸，却怎么也想不到，自己一天下来"吃"最多的其实是空气。

我们每天吃进身体的食物约 1~2 千克、喝进身体的液体约 2~3 千克，但吸进身体的空气可以高达 10~20 千克。以氧气占空气的 20% 来算，也就是至少透过呼吸"吃"进 2~4 千克的氧气。

地球的生命主要由碳元素（C）组成。绿色植物透过光合作用，在太阳能量的帮助下把二氧化碳转成碳水化合物，并将水转成氧气；人和许多生物的代谢，则把来自植物和动物的食物转成二氧化碳和水。就好像透过一种奇妙的安排，让碳元素在生态圈往复循环。

从化学的角度来看，生理上的呼吸作用就是一种燃烧，这是 200 多年前法国化学家拉瓦杰（Antoine-Laurent de Lavoisier，1743~1794）提出的观念。饮食里的碳水化合物、脂肪、蛋白质都是由碳原子架构出来的有机物，而呼吸就是烧这些带着碳的有机分子，并转成二氧化碳带出来。

透过呼吸，我们吸入氧气（O_2），吐出二氧化碳（CO_2），将一些从饮食带到体内的碳给带走。这么说来，如果一个人完全不进食，透过呼吸的燃烧，物质只出不进，身体早晚会愈来愈小、甚至消失才对。

当然这违反太多前提，会让人在肉体消失前就终止生命，也停止了呼吸。但这样的探讨可以在一定的范围内进行，我在《英国医学杂志》读到一篇论文，是几年前的旧文章，但很有意思，作者讨论的就是类似的思考实验：既然呼吸是一种燃烧，那么，一个人透过减重，让身体少了 10 千克脂肪，这 10 千克去了哪里？[①]

《英国医学杂志》全名是 *The British Medical Journal*，后来用简称 BMJ 作为正式刊名，是全球四大主要综合医学期刊之一，常和同样系出英国的《刺胳针》（*The Lancet*）相提并论，而美国的同等级期刊则有《新英格兰医学期刊》（*NEJM*）和《美国医学会杂志》（*JAMA*）。

在这几个期刊发表的观点和研究，能被全球从事临床和医学研究的人注意到，也常引发大量的讨论。

一般人可能认为脂肪烧掉就完全转成能量，而认定这 10 千克的脂肪会变成身体的热而凭空消失。但再仔细想想，就会发现这种想法并不合理，不符合最基本的物质不灭定理。

透过身体的代谢反应，原子其实不会凭空消失而转成能量，那是核分裂或核融合反应才做得到的。身体代谢脂肪，是把原子与原子之间的键结打破，让能量释放出来而储存在 ATP（身体的能量分子），到各种生化反应流通使用。来自脂肪的碳、氢、氧原子还是存在，只是变成了其他物质的碳、氢、氧原子，到最后随着代谢而排出体外。

原子没有消失，而是早晚要离开身体。物质离开身体，才能让体重减轻。

接下来，这位科学家做了一点计算：10 千克的脂肪，透过氧气帮助燃烧，脂肪里有 84%（8.4 千克）会转成二氧化碳，而 1.6 千克会转成水。这最终的二氧化碳和水会从吐气、汗、尿液或粪便排出。

这位专家把这个观点写成一篇论文，不到 2 页，登在很好的期刊。一般人想到呼吸，通常会觉得那和我们身体的组成无关，只是气体进、气体出，根本没想到我们吸进氧气、吐出二氧化碳的过程，也就把碳从身体里带了出来。

[①] Meerman R, Brown AJ (2014) When somebody loses weight, where does the fat go? *BMJ*: 349: g7257.

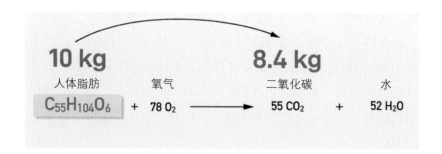

$$\underset{\substack{\text{人体脂肪}}}{\underset{C_{55}H_{104}O_6}{10 \text{ kg}}} + \underset{\substack{\text{氧气}}}{78 \text{ } O_2} \longrightarrow \underset{\substack{\text{二氧化碳}}}{\underset{55 \text{ } CO_2}{8.4 \text{ kg}}} + \underset{\substack{\text{水}}}{52 \text{ } H_2O}$$

在科学领域，真正重要的想法不见得要长篇大论才有影响力。我在 1998 年注意到，尽管莱姆病是法定传染病，但发生率最高的美国东北部，普遍有通报率偏低的情况，实际受影响的患者可能不是官方数字的几万人，而是几十万人。

莱姆病是一种人畜共通的传染病，不会人传人，但人受感染后会持续有全身性症状，也无法产生终身的免疫力。我对这个情况写了400 个字，不到 1 页，提醒主管机关和专家注意。当时《新英格兰医学期刊》立即刊登这篇短短的通讯[①]，连杂志、广播、电视台等大众媒体都来采访。

回到这一章的主题，这位专家不光点出我们除了饮食，还透过呼吸"吃"这么多的空气，也更进一步帮助大家把呼吸、饮食、运动和代谢的观念，在减重的主题下重新联结起来。

一般人不会想到我们每天要"吃"那么多空气，几乎不会想到呼吸本身就是燃烧，竟然会帮助减重。关于减重和饮食的主题，我在《疗愈的饮食与断食》有更详尽的说明。在这里，我只需要点出来，呼吸和我们的饮食分不开，甚至和我们的念头与情绪都分不开。

呼吸，这个健康的重点，其实长期是被忽略的。

---

① Young, J. D. (1998). Underreporting of Lyme disease. *New England Journal of Medicine*, 338(22), 1629-1629.

04

呼吸太多，竟然不是好事

许多人都知道，现代人的健康和代谢问题大半是来自吃太多饮食。读到呼吸能帮助燃烧热量，也就可能以为得到了一个解方。毕竟我们每天透过呼吸"吃"至少 10 千克的空气，就像拥有大把的助燃物，应该可以烧掉不少脂肪。但这还是过度简化的想法。其实，就连呼吸太多，也会造出问题。

过度呼吸，也就是呼吸太多。这里指的太多，包括了呼吸太快、太大口、用嘴巴呼吸，让呼吸进出的空气流量过高，而让二氧化碳大量流失。这导致组织更难取得氧气，也让血管变得紧缩。

这不是凭空得来的理论，也有实证的支持。

大约 100 年前，美国耶鲁大学的生理学家韩德森（Yandell Henderson，1873~1944）做了一组实验。他将管子直接插入狗的气管，并用口罩将它固定起来，方便他在狗被麻醉的状况下控制呼吸进出的气体量。

按下实验设备的帮浦（pump，泵），会让这套系统的送气和抽气量都增加，来模拟过度呼吸的情况。他也同时侦测血中二氧化碳和氧气的变化。

结果发现，狗被迫过度呼吸时，并不会为身体带来更多氧气。狗血液的氧气浓度是稳定的，就像前面所说的，本来血液里的氧气就已经接近饱和，不太会有什么变化。特别的是，二氧化碳浓度反而会急剧下降。如果继续打气、抽气，狗会心跳加速，只要几分钟就足以让它痉挛、休克、器官衰竭，甚至死亡。如果尽快把送气和抽气的速度降下来，也就是停止过度呼吸，能让血液二氧化碳浓度和心跳恢复正常，而动物没有太大的异样。

我很年轻时读《医学生理学》，盖统已经把"过度呼吸"当作一个重要的主题来说明。虽然如此，在临床和实务并没有得到太多关注。是到最近几年，运动和健康的专家才开始意识到过度呼吸的问题。

有专家提出一个观察，20世纪30年代以来，人类的呼吸量从每分钟5升增加到每分钟12升。这个趋势很有意思，究竟发生了什么事，让每个人的呼吸量都增加了？而这和健康的关系又是什么？

这个问题，可能每个专家都有他自己的答案。但对我来说，问题所在是再清晰不过了。我们活在一个快还要再快的时代，每个人都随时处在交感神经作用过度旺盛、随时紧绷、甚至被压力淹没的状态。脑海的念头、情绪、心理状态紧紧牵动呼吸的肌肉，让我们随时不能放松，要抓点什么来支持自己、表达自己，例如呼吸。

大多数人呼吸浅而偏快，只有肩膀和上胸在起伏。有些人常觉得吸不到气，像是长时间坐在桌前投入工作而忘记呼吸，得要伸懒腰或大口吸气去弥补。有时遇到不顺的事，也随时透过鼻孔"哼"或嘴巴吐一口大气，无意识地表达内心的不满。

我请马奕安博士找到一个由荷兰专家设计的奈梅亨过度呼吸问卷[①]，这个问卷主要在帮助判断一个人是否因情绪而导致严重的过度呼吸。问卷列举16种情况，可依照近期症状的发生频率圈选适当的数字，再将得分加总起来。

专家会提醒得分19分以上的人，要留意自己的情绪与呼吸状态。

情绪的状态和起伏，例如恐慌症发作、跟伴侣吵架或与人争执不下，常导致急性的过度呼吸。还有另一种常见的急性过度呼吸，你应该不陌生。就是我们激烈运动后，有时会喘不过气，意识觉得飘，稳不下来，心跳止不住地快，要好一阵子才会恢复。这种过度呼吸的体验，很多人都有过。

---

① van Dixhoorn J, Duivenvorden HJ (1985) Efficacy of Nijmegen questionnaire in recognition of the hyperventilation syndrome. *J. Psychosom. Res.* 29: 199-206.

与过度呼吸和情绪相关的身心症状					
	从未	罕见	有时候	经常	非常常发生
胸痛	0	1	2	3	4
感到紧张、紧绷	0	1	2	3	4
视线模糊	0	1	2	3	4
头晕	0	1	2	3	4
容易糊涂	0	1	2	3	4
呼吸偏快，而且大口呼吸	0	1	2	3	4
喘不过气	0	1	2	3	4
胸闷	0	1	2	3	4
胃部鼓胀感	0	1	2	3	4
手指发麻	0	1	2	3	4
无法深呼吸	0	1	2	3	4
手指或手臂僵硬	0	1	2	3	4
嘴巴周围有紧绷感	0	1	2	3	4
手脚偏凉	0	1	2	3	4
心悸	0	1	2	3	4
焦虑感	0	1	2	3	4
小计					
总分					

如果有过度呼吸的问题，其实我们可以立即调整、得到一点修正。修正的方法很简单，也只是闭气，帮助自己直接把呼吸量降下来：

闭气，感觉到有点想吸气的冲动，就恢复吸气。

透过闭气，减少呼吸量，让身体将流失的二氧化碳累积起来，很快可以修正血液的失衡。这方面的原理，我会在接下来几章多解释一些。但我相信，只要你做了，一定会有一点不同的体会。

这里要提醒的是：闭气，不要强迫自己维持多少时间。

只要保持轻松自然的心情，身体会依照它的需求完成工作。每个使用能量、正在运作的细胞，都会不停地把二氧化碳一点点带到血液里。血液里二氧化碳浓度到了一个门槛，也就启动脑部的呼吸控制中枢，带动呼吸道、胸腔、腹部与呼吸有关的肌肉，而自然让你想要吸口气。

这时，放开来，欢迎新鲜的空气进来。无论是闭气时的累积，或放开来的舒畅，都是身体在为生存工作、为生存服务。

如果你还记得，二氧化碳会让血管放松、血压降低。所以，体内有足够的二氧化碳，周边的血管也跟着放松，而让四肢的血液流动更顺，你会感到比较温暖。

如果长期呼吸过度，像是习惯叹气或用嘴巴呼吸，血液二氧化碳偏低，血管收缩，末梢组织得不到血液和氧气，也就容易觉得手脚冰冷。

我想让你在这里沉淀一下，体会一下呼吸和自己的状态。我也留了一个方法给你，让你知道即使长期呼吸过多可能造出全面性的问题，但这些状况还是可以修正的。

呼吸，为了疗愈

05

每个不健康的人，几乎都有呼吸的问题

后来读医学，进入临床阶段才发现，呼吸的问题几乎影响每一个部位的健康。现代人除了有各种情绪失调，还有许多随文明而来的疾病，而几乎每一个疾病都跟呼吸相关。

年轻时，我曾希望能与经典教科书《呼吸生理学》的作者康罗共事，为此也考虑过要去加州大学旧金山分校。正要做决定时，得知他刚离世没多久，只好放下这个念头。

从健康和疾病来看，呼吸的作用完全有带头的作用。一般的用词会说心肺功能，好像是心脏主导，肺的呼吸其次。但盖统在《医学生理学》中指出，是身体对氧的需求决定心脏的输出，这也是我后来教医学院学生的重点——应该反过来把"肺"摆到"心"前面才对。是呼吸的作用为主，影响心脏的跳动、血管的收缩、血液气体和废物的交换，而进一步影响到全身每一个部位。

是呼吸带头，一次又一次的呼吸决定了肺部残余的二氧化碳量，进一步决定气体交换的效率和体内代谢环境的酸碱值。这部分，我接下来会多谈一些。而且，和代谢需求不相称的呼吸习惯，会引发更多代偿来修正。

从我手上的数据看来，26%的美国成年人有睡眠呼吸中止症的问题，台湾地区的情况好些，但也有2.6%的人有一样的困扰。无论台湾地区或美国，有一半的人会打呼，1/4的人是每晚都在打呼。愈来愈多成年人常态性透过嘴巴呼吸，而超过半数的孩子是如此。全球有3.3%的人口受气喘折磨。全世界30~79岁的年龄层，有10%患有慢性阻塞性肺病，肺部长期处在发炎状态。

你可能觉得这些状况还很遥远，但这里有一种情况"email 呼吸中止症"，发生率高达 80%，应该和你脱离不了关系。这个新名词描述的是一般人要专注处理眼前的事，尤其是自己认为紧急而重要的事，例如收发工作上的 email 或讯息，常会不知不觉忘记呼吸。

这种 email 呼吸中止症的影响，可能比睡眠呼吸中止症还严重，但许多人还没有发现。此外，现代社会步调快、生活紧张，诸如焦虑、忧郁等心理状态也非常普遍。在美国，近 1/5 的人有焦虑问题。而整体来看，约有 10% 的人一生可能会遇到至少 1 次忧郁发作。

美国有 47% 的成年人有高血压，5% 的成年人有心律不齐的情况，11% 的成年人有糖尿病，3 个成年人就有 1 个已经出现代谢症候群（高血压、高血脂、高血糖、过重）。全美 7.5% 成年人有自体免疫的疾病；60% 有至少一种神经系统的失调，包括中风、偏头痛、失智、帕金森氏症等；10% 的人有慢性肾脏疾病。这么大的疾病人口数，对个人生活质量和社会医疗资源的分配都是非常沉重的负担。

这只是一部分的情况，我将更多数字整理如下表。表格最后是另一种新型疾病"COVID 长期后遗症"（long COVID）。这 3 年的 COVID-19 感染，有些专家估计 5% ~ 50% 的被感染者会有长期后遗症，影响的范围和时间仍然难以估计。

这种种状况，都和呼吸脱离不了关系。

呼吸相关症状	盛行率
睡眠呼吸中止症	26% 的美国成年人；2.6% 的台湾地区成年人
打呼	50% 的美国与台湾地区成年人
嘴巴呼吸	世界总人口 5% ~ 75%；25% 美国成年人、55% 美国儿童
气喘	3.3% 世界总人口

　　　　　　　　　　　　　　　　　　　　　呼吸，为了疗愈

呼吸相关症状	盛行率
慢性阻塞性肺病	全球30～79岁人口的10%
email 呼吸中止症	80%上班族
慢性疾病	**盛行率**
焦虑症	19%美国成年人及7%美国儿童
忧郁症	世界总人口3.8%，包括5%成年人；一般人一生中，有10%的概率至少1次忧郁发作
高血压	全球人口16%～36%；47%的美国成年人
心律不齐	全球总人口1%～2%；5%的美国人
心血管疾病	20～40岁美国人的11%；60～80岁美国人的71%；80岁以上美国人的85%
二型糖尿病	全球总人口9%；台湾地区人口9.8%
代谢症候群	35%美国成年人；25%～32%的台湾地区成年人
自体免疫疾病	7.5%美国成年人
神经系统失调	60%美国成年人至少有其中一种状况，如中风、偏头痛、失智、帕金森氏症等
慢性肾脏疾病	全球总人口10%
COVID长期后遗症	COVID-19被感染者的5%～50%

　　各式各样的慢性疾病与并发症，不光是呼吸或疾病本身的问题，更是身体各部位失去协调、谐振或同步（coherence）。幸好，透过呼吸，我们有机会从代谢、心肺功能、免疫和压力管理的层面，把整体的协调找回来。

　　一直以来，我不断强调呼吸的重要性，还有一个关键，也就是呼吸既是我们可以透过意志力控制，也可以自动进行，不需要我们随时去注意它。

呼吸是一种生理的自主反应和非自主反应，它落在两套神经系统的交会点上。你可以自己控制，也可以让它自己运行。甚至，透过练习，你有机会让新的步调在你不注意的时候也可以自己运行。

这就是修正的开始。

之前只要接触到糖尿病患者、气喘、慢性阻塞性肺病、高血压、肾脏病患者，我会亲自教他们将呼吸调整过来，都会有明显的改善。

呼吸，是唯一一个可以让我们自己掌控的作用。其他的器官，例如心脏，并不像呼吸可以随着我们的意思而有快慢深浅的不同。这让呼吸可以成为一个训练身心的途径，是重新启动身心的一把钥匙。

在这本书，我会先透过慢的呼吸、细而深长的呼吸，先陪大家走出过度呼吸的步调，重新找回一个放松而休息的呼吸韵律。这对身心紧绷、有慢性病、因气喘或呼吸失调而需要重建呼吸功能的朋友，会带来很大的帮助。

接下来，我也会采用一些比较强烈的方法，帮大家把身心的障碍打开，而可以不费力落回到原本放松的休息状态。

身心变得比较柔软、比较通畅，呼吸的弹性也自然会回来。该快的时候快，该慢的时候慢。甚至，呼吸自然停下来都不是问题。

不同的呼吸方法，快的呼吸、慢的呼吸，甚至呼吸或不呼吸，对我并没有矛盾。最重要的，还是看一个人眼前当下需要什么。

我会先用一些章节谈呼吸的生化代谢，这方面的背景知识可以帮助每个人在练习与疗愈的过程，对于种种变化不会大惊小怪。踏踏实实练习，让这些变化自然发生、自然消失。经过，也就放过了。

06
波尔一百多年前的发现

前面谈到，呼吸是必要，但过度呼吸反而不好。这个表面上的矛盾，离不开我这里想谈的"波尔效应"。这是一个重要的生物化学原理，也是影响呼吸和氧气输送效率的关键。

科学领域近百年有两位著名的波尔，都是丹麦人而且是父子。儿子是提出原子结构模型的 Niels Bohr（1885～1962），父亲就是这个"波尔效应"的发现者 Christian Bohr（1855～1911）。

小波尔有些经过让我感觉相当亲切，像他也踢足球，负责守门员的位置。看过足球赛的人都知道，球踢来踢去，有时都在对方的半场，也就是说守门员可能好长一段时间完全没有事做。有一次对德国比赛，波尔干脆靠在门柱解他的物理方程式，根本没发现德国队已经踢近自己这一边，直到观众忍不住大声喊他为止。

小波尔的成就在于提出原子结构模型的观念。许多人都看过类似的图片或动画，也就是粒子在不同轨道绕着中心转，带负电的电子受到质子正电荷的吸引而留在原子核周围、不会逃开。这画面在带点科学味道的影片特别常见。

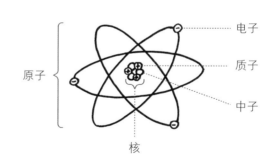

我们多半不会意识到这是一个非常抽象的物理观念，能具体化到这么容易表达的地步，主要是波尔将它概念化的结果。他也因为对原子和物质的研究成果，而获得 1922 年诺贝尔物理学奖。

虽然波尔的原子模型在学术界后来被量子力学和海森堡的不确定性理论取代，但波尔的工作还是很有帮助，让我们有一个具体的比喻可以去理解、推测物质的性质。

父亲老波尔一样也踢足球，是丹麦哥本哈根大学生理学教授。老波尔研究氧气在血液里的运输，而提出了这里要谈的"波尔效应"。

首先，氧气、二氧化碳都是气体，气体分子无法在血液里自由流动，需要一个载体才能安稳运送到各处。前面提过，这个让气体搭载的交通工具，就是红细胞的血红素，你可以把它想象成在河道上漂流的渡船，只是这里的河水是血液。

先简单说，血红素会搭载吸到身体里的氧，而身体组织不断取得热量所累积的二氧化碳，也会交给血红素。

肺泡则是肺里的气体交易所。把所有的肺泡摊开来，可以铺满约400坪[①]的面积。就在这400坪上，随时有无数的氧气和二氧化碳分子等着交换。血红素在肺泡得到氧气后，随着5升的血液漂流到身体各处，把氧气带给组织，并带走二氧化碳。

你可能已经想到了，既然氧气和二氧化碳都可以上船，是什么因素决定谁在哪里上船或下船？或者换句话说，血红素怎么知道在肺泡应该放掉二氧化碳，让氧气上船，而到了身体组织就放掉氧气，改让二氧化碳上船呢？

波尔发现了血红素所掌握的规则：让不让氧气下船，和环境酸碱值（pH）以及二氧化碳浓度有关。在比较碱的环境下（通常是因为二氧化碳偏低），血红素抓氧气会比较紧。酸碱值下降，造出血红素构形的改变，会让血

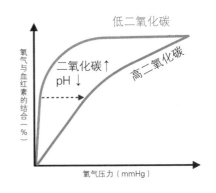

————————————————

① 1 坪 =3.3057 平方米。

　　　　　　　　　　　　　呼吸，为了疗愈

红素比较容易放出氧气。

也许你想问，都是血液，为什么会有酸碱值和二氧化碳浓度的差别？

二氧化碳浓度与酸碱值在某个层面是同一件事。我们都喝过汽水或气泡水，气泡水是将二氧化碳气体打进水里，一部分溶解，让水微微变酸，而有一部分没有溶进去，在水里被气泡包裹着。

我们喝气泡水，享受的是淡淡的微酸和气泡带来的微刺口感。如果加糖变成汽水，就是酸甜和微刺的口感。别说小孩子，大人也很容易一口接一口，不小心就喝下了过多的糖。

回到二氧化碳溶在水里这件事，化学家会写成这样：

$$CO_2 + H_2O \rightarrow H_2CO_3$$

我们喝的汽水，是打进了过量的二氧化碳，量多到很多二氧化碳溶不进水，还包在气泡里。整个反应在过多的二氧化碳主导下往右进行，也就是产生碳酸（H_2CO_3）。碳酸分子在水里会解离，但它解离的能力并不特别强烈，所以也只会释放出一部分的质子（H^+），让环境带弱酸。

这是碳酸在水里解离的化学式：

$$H_2CO_3 \rightarrow H^+ + HCO_3^-$$

在一定的范围内，液体里二氧化碳愈多，会比较偏酸。但因为有碳酸氢根离子（HCO_3^-）的存在，它可以发挥缓冲的作用，让酸碱值不会下降那么快。

这是身体一种保持恒定的机制，也保护我们的生存，后面我会多谈一些。

回到血红素，它从肺泡交换到满满的新鲜氧气，而组织因为代谢累积了愈来愈多的二氧化碳，而二氧化碳一部分会溶解在血液里，造出碳酸让血液的酸碱值下降。载着氧气的血红素到了这个偏酸的环境，它和氧气联结的紧密度会改变，而让氧气释出。

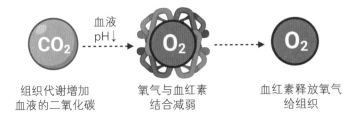

组织代谢增加　　　　　氧气与血红素　　　　血红素释放氧气
血液的二氧化碳　　　　结合减弱　　　　　　给组织

如果周围二氧化碳不多或者环境偏碱，血红素与氧气的联结愈紧。就算小船上挤满了氧气，它也不轻易放手。然而，只要周围有二氧化碳让环境酸碱值下降，血红素就可以将氧气释放出来。

这是一个很棒的机制。化学的特性让血红素好像懂得思考，遇到缺氧的组织能回应二氧化碳累积带来的酸度变化，而将氧气释放出来；回到充满氧、二氧化碳浓度比较低的肺泡，又能将二氧化碳送走，补上氧气。

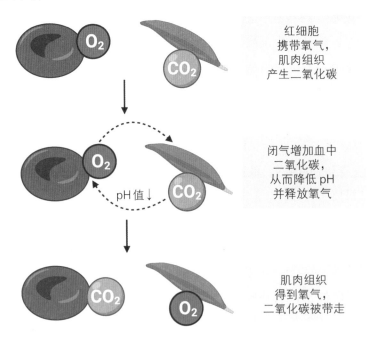

红细胞
携带氧气，
肌肉组织
产生二氧化碳

闭气增加血中
二氧化碳，
从而降低 pH
并释放氧气

肌肉组织
得到氧气，
二氧化碳被带走

懂了波尔效应，再加上对呼吸过度的理解，我们可以从生化的层面去解释生理运作。

　　　　　　　　　　　　　　　呼吸，为了疗愈

一个人如果过度呼吸，自然会让二氧化碳的排出量大增，而动脉血的二氧化碳浓度降下来。专家会用"低碳酸血症"（hypocapnia）来表达这个情况。

还记得吗？二氧化碳愈少或环境偏碱，氧气跟血红素的结合就愈强，氧气被血红素抓得紧紧的，正需要氧气的细胞、组织和器官反而更难取得氧气。

这就是呼吸过度会带来的问题：大脑、肌肉、五脏六腑……没有足够氧气来运作，也就让人缺氧、感觉疲劳、器官运作失调、肌肉力量和精神变差。

表面上，呼吸多，进入身体的氧气就多。但大多数人不知道，因为二氧化碳被排出太多，反而让血红素失去了二氧化碳和酸度的调控，而不能将氧气释放出来，于是减少了身体组织和器官可以取得的氧气量。

结果，呼吸过多，反而导致氧气不足，这就是我小时候一再注意到的矛盾。

前面也提过，在这个时候只要闭气，很快就可以修正呼吸过度带来的问题。让身体的二氧化碳提高起来，酸碱值下降，而让血红素释放氧气到缺氧的组织里。

波尔100多年前的发现，让我和许多专家得到一把钥匙，去理解身体的运作、理解呼吸、理解生命。接下来，我免不了身为科学家的习气，还是想进入谈酸碱值、缓冲液和化学平衡原理的几个小单元，探讨身体能稳定运作的奥秘。

这几章如果你读得慢一点，是正常的。毕竟我们不是举办速读大赛，甚至如果读得不耐烦，也可以把它跳过，或者休息一下、做个轻松的深呼吸再回来。

只要记得，深呼吸不是大口呼吸，而只是轻轻松松地呼吸，那就够了。

07
身体有一个最佳运作的酸碱值

前面谈波尔效应，也讲到血液的酸碱值。

我知道提到酸碱，大家会想到醋、空气污染的酸雨、洗重油污的强碱清洁剂，而通常不会想到我们身体的运作。没错，这种比较强烈的酸碱，确实不在身体的运作范围。唯一的例外是胃酸，为了消化饮食，胃里的酸比醋还酸。

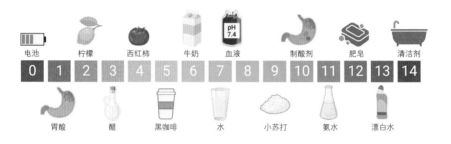

如果对中学的化学课还有些模糊的印象，你大概会知道酸是可以释放质子（H^+）的分子，而碱是可以接受质子的物质。

盐酸是酸性，因为它在水中会释放出质子，也就是前面提到的酸。氢氧化钠是碱性，因为它的氢氧根离子（OH^-）可以接受质子。将这两种物质放在一起，如果盐酸放出的质子都可以被氢氧化钠的氢氧根给接受，酸碱也就抵消，而得到水和盐。这是我们一般说的酸碱中和。

我们会用数字来表达一个物质有多酸（放出质子的能力）或反过来说多碱。这样的数字通常用 pH 值来表达，也就是将质子浓度取对数再加上负号。因为浓度是小于 1 的数值，取对数后是负数，加上负号转成正数比较方便沟通。

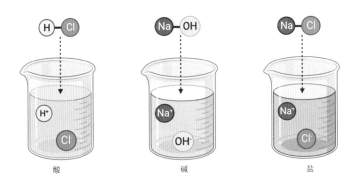

酸　　　　　　　　　碱　　　　　　　　　盐

你可能在化妆品、清洁用品或实验室药剂的标签看过酸碱值标示，用来表示这一罐溶液有多酸。就像这里的例子所表达的，溶液里质子浓度如果是 1×10^{-5} M[①]，算起来 pH 值就是 5。

$$pH = -log[H^+]$$
$$pH = -log[1 \times 10^{-5}]$$
$$pH = 5$$

质子浓度愈高，算出来数字愈小，也就是愈酸；质子愈少，算出来数字愈大，也就是愈碱。pH 值是对数值，对数值差 1，代表质子浓度有 10 倍的差距。0~6 的低 pH 值表示溶液质子浓度高，也就是我们一般说的偏酸，而 8~14 的高 pH 值表示质子含量低，我们会说偏碱。

我们的身体，在生物化学的层面可以说是一连串化学反应的组合。这些化学反应进行时，会因温度、酸碱、盐度等条件而有效率上的差异。为了有效率地组合生命，我们体内的环境也被这些化学反应给锁定，需要维持在一定的范围。

举例来说，人的体温一般要维持在 37℃，往上往下的正常运作范围大概只有 0.5℃ 的空间。这是因为 37℃ 的温度，对身体各种生物化学反应，尤其有酵素参与的反应，是最稳定作用的温度。体温如果再高或低一度，这些生化反应需要消耗更多能量才能完成。这里

---

① M：摩尔浓度，1 摩尔浓度代表 1 升的溶液里有 6.02×10^{23} 个溶质分子。

多消耗一点，那里多消耗一些，整体运作效率也就变差，而不利于个体的生存。

至于酸碱值，身体里的液体环境，包括血液和细胞内外的液体，一般会维持在 pH 7.35～7.45，只有一点点变化的空间。再多变动一些就会影响各种酶素的功能，如果异常持续太久甚至可能致命。

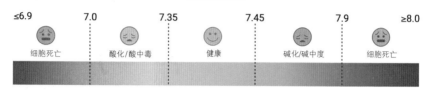

血液酸碱值

| ≤6.9 | 7.0 | 7.35 | 7.45 | 7.9 | ≥8.0 |
| 细胞死亡 | 酸化/酸中毒 | 健康 | 碱化/碱中度 | 细胞死亡 |

生理学专家发现，当体内的环境酸碱值落在 7.0～7.35 时，虽然还符合一般所谓的"中性"，但从生化反应的运作来说，是已经偏酸到足以让反应效率降低的地步。英文会说 acidosis，也就是生物进入一种酸化，甚至酸中毒的状态。

在这种情况下，虽然还有生命，但整个人会觉得不对劲，好像哪里中毒一样。当体内环境继续酸化到比 7.0 还低，细胞承受不了，也就开始死亡。

反过来，体内环境碱化到高于 7.45，也就进入 alkalosis 碱化，甚至碱中毒的状态。再继续碱化下去，也会导致细胞死亡。从临床来说，血液酸碱值如果低于 6.8 或高于 7.8，病人就会失去性命。

你应该已经体会到，这里所谈的酸化或碱化，指的是体液环境很微小的变化，它本身是一连串生化反应和代谢协调到最后的结果。稍微偏酸或偏碱，可能都会有利于某些反应，而不利于其他反应。

酸化到 7.35 或碱化到 7.45，都不是理想的状态，离 7.4 更近一些的变化又如何呢？是偏酸一点例如 7.39 比较好？还是宁可偏碱一些，7.41 比较妥当？

如果你还记得前一章老波尔的发现，大概心里已经有了答案：稍微偏酸一些，会让血红素比较容易释放出氧气。也就是说，在这个微小的生理运作范围内，宁愿偏酸一些些，pH 7.39 会比 pH 7.41 更有助于细胞取得氧气来运作。

呼吸，改变二氧化碳的量，而透过二氧化碳溶于体液的反应，对体内环境的酸碱值有直接的影响。但这方面的信息，过去很受忽视。

至于饮食，对身体内的酸碱值当然也有影响。但并不是喝酸醋或柠檬汁就会让体内变酸，而是要看这些饮食经过体内一个又一个代谢后的结果。

运动、睡眠等等生理作用，一样都会牵动许多的代谢反应，而影响体内环境的酸碱值。如果影响大于体内酸碱缓冲系统的负荷，一样会带来危机。

你可能已经发现，这里谈的科学并不那么难，只是在细节上反复推敲，难免琐碎一些、啰唆一点。总之，身体有各种机制在保护你，包括下一章要谈的缓冲液，也是保护的机制之一。

08

缓冲液：尽量维持酸碱值稳定

身体的运作，需要稳定的环境来支持。

从身体需要把体液维持在 pH 7.4，守住 7.35 ~ 7.45 这么小的区间，就可以知道酸碱值稳定是多么重要的一个生理参数。既然酸碱值的稳定是如此重要，身体也需要有足够的保险机制让我们一天呼吸、饮食、运动、睡眠、心情……运作下来不至于带来太大的波动，而能保持健康。

生物体内的缓冲液，是维持血液酸碱值稳定、防止快速下降或升高的第一道防线。

缓冲液，顾名思义，也就是带着缓冲功能的液体，让酸碱值不要一下子造出很大的起伏。就像下页左图表达的，同样是 pH 7.4 的液体，纯水加入酸，酸碱值立即降到 pH 5，但将等量的酸加入 pH 7.4 的缓冲液，酸碱值则只有一点点改变，降到 7.3。用石蕊试剂去测，肉眼可能分辨不出变色的程度。

下页右图是纯水和缓冲液加入等量碱后的酸碱值变化。纯水加入碱，酸碱值从 7.4 立即升到 9；缓冲液加入碱，酸碱值只些微上升到 7.5。

这就是缓冲系统的作用，无论外界怎么变，尽量维持整个系统的稳定。

通常能作为缓冲液的物质，它本身是弱酸和弱碱的组合，所以有足够的空间可以吸收质子，也可以将质子释放出来。

如果环境变酸，也就是质子高起来，系统会吸收更多质子，以免环境酸碱值发生变化。但如果环境里质子减少，系统可以让质子从缓冲液释放出来，一样地，目的是尽可能不让酸碱值改变。

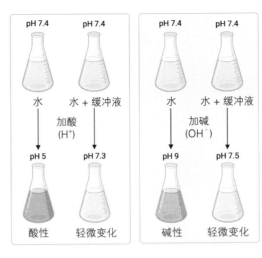

当然，缓冲系统的能力是有限的，要看有多少物质可以发挥缓冲作用，将新进入系统的酸或碱给中和掉。酸碱中和后，物质也不会凭空消失，而是形成盐。

在生理环境里，细胞随时在代谢、产生能量，有无数的生化反应在进行，人体也不断从环境或饮食摄取物质而进一步产生酸或碱。缓冲液可以将这些反应产生的酸碱快速中和，而不至于让体内环境有太大波动。

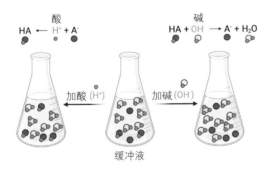

为了维持稳定的运作环境，身体就连缓冲系统都同时有好几道，就好像随时带着几个备胎，来应付不同的状况。这些缓冲系统包括跟二氧化碳有关的碳酸氢盐，以及磷酸盐和各种蛋白质，都可以帮

助稳定体内的运作环境。

　　下一章谈完化学平衡，我会再次回到呼吸、生理和代谢。其实，无论头脑理解多或少，健康的关键，还是学会轻松的好呼吸，让身体守住运作环境的恒定。这是最重要的。

09
回到平衡，是物质反应最重要的规则

要维持体内环境稳定，离不开物质反应的规则，其中最重要的就是：平衡。

我们一般会把化学反应的"原料"写在反应式的左边，把"产物"写在右边，而认为化学反应就是把原料加在一起搅拌变成产物的过程。

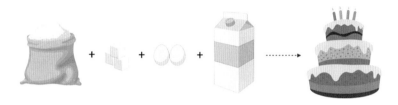

但事实并不是如此。

首先，并不是所有的"原料"都会变成"产物"，而有些"产物"也会变回"原料"。其次，无论往哪个方向移动，反应率大多到不了100%，而是一部分停留在"原料"，一部分停留在"产物"状态。

化学反应是一种动态平衡，可以因为浓度、压力、温度等因素而带动反应发生的方向。举例来说，往一个化学反应不断添加原料，反应自然会向右边的产物端移动，来消耗掉所加入的原料。反过来，如果往这个反应不断添加产物，反应也会反过来往左移动，就好像要去抵消被加入的部分。

这是往系统加东西的情况，要改变一个系统的平衡，也可能是将东西从里头拿走。举例来说，一个化学反应的产物不断被取走，也会促使反应继续往得到产物的方向来进行。如果是原料被拿走，则会让反应往补足原料的方向走。

无论往哪个方向移动，早晚都会重新取回一个平衡。

很多科学原理都有名字。这里所谈的化学平衡移动趋势，又叫作勒夏特列原理（Le Chatelier's principle）。这是法国化学家勒夏特列在1888年提出的规律：一个达到平衡的系统，遇到条件改变时，反应会朝着抵消改变的方向移动，以再度回到平衡。

勉强用一个比喻来说明，就像这里画的跷跷板：本来左右两边已经建立了一种平衡，突然右边被加了额外的压力。这时系统为了回到原本的平衡，会想办法重新调整两边的状态，抵消所发生的变化，来再度回到平衡。

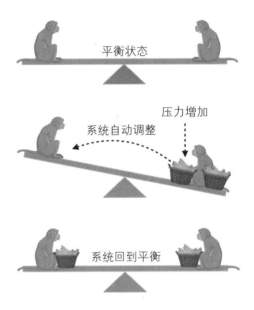

平衡状态

压力增加

系统自动调整

系统回到平衡

在我们要谈的体内缓冲系统，最主要的碳酸氢盐系统和我们的呼吸有直接的关系，也离不开这个化学平衡移动的原理。

我们呼吸会排出二氧化碳（CO_2），这是细胞将营养氧化燃烧取得热量过程所释放出来的副产品。细胞随时需要取得能量，而二氧化碳也一直在身体里累积，而通常在呼气时由肺部释放。

前面提过，二氧化碳溶于水，一部分会跟水分子（H_2O）结合，形成碳酸（H_2CO_3）。这个反应一般不会太强，因为气体在水中溶解度有限。但是细胞内外有一种酵素碳酸酐酶（carbonic anhydrase）可以加速这个反应，让更多二氧化碳和水反应而转成碳酸。

有了体内的酵素来催化，原本的化学反应自然会加速往右边进

呼吸，为了疗愈

行，也就是偏向生成产物（碳酸）的方向来移动：

$$CO_2 + H_2O \rightleftharpoons H_2CO_3$$

碳酸在水溶液里会离解成质子（H^+）和碳酸氢根离子（HCO_3^-）。碳酸是弱酸，它的解离能力是弱的，会倾向把质子留在身边而不放出去。用下面的图来说，虽然这个反应可以往左、也可以往右，但因为它是弱酸，反应主要偏左，总体来看只会造出少许的质子。

$$H_2CO_3 \rightleftharpoons H^+ + HCO_3^-$$

质子是酸性，而碳酸氢根离子是碱性。质子和碳酸氢根离子本身就构成一个缓冲系统，看情况将质子释出或接收环境里过多的质子，来保持酸碱值的稳定。

这套碳酸氢盐的缓冲系统，在 pH 7.4 左右最为稳定。无论往哪一边都有足够的缓冲作用，而且让氧气或二氧化碳可以同等地与血红素结合。

你看，7.4 这个数字又出现了。

10
呼吸随时影响体内环境酸碱值

7.4 是一个奇妙的数字，不光和体内环境的稳定有关，也含着生理的意义。

呼吸和代谢，可以看成是一个增减二氧化碳的过程，而自然影响体内的碳酸氢盐缓冲系统。

碳酸氢盐缓冲系统是有应变力的。面对身体眼前的变化，它有调节血液酸碱值的能力。当然，这套缓冲系统的能力不是毫无限制，而是看有多少碳酸氢盐可以发挥缓冲作用，将新进入系统的酸碱给中和掉。

如果体液里的质子（也就是酸 H^+）超过缓冲系统的负荷，导致 pH 值低于 7.35，这就是我在第 7 章所谈的酸化或甚至酸中毒（acidosis），而碱化或碱中毒（alkalosis）则代表因为体液质子不够，而使得 pH 值高于 7.45。

从这个角度来看，呼吸与代谢对体内环境酸碱值的影响，可以说是最直接的，而且都透过二氧化碳介入。

举例来说，就像下页图所表示的，身体肌肉和器官进行能量代谢时，自然不断产生二氧化碳，而让前面提到的反应不断往产生酸（H^+）的方向移动。这样的移动，生理学家会称为代谢性酸化（metabolic acidosis）。再严重一些，就进入酸中毒的状态，让体内的生化反应效率降低。

我们透过呼吸将二氧化碳带走，尤其大口的吐气带走更多，则让整个碳酸系统的反应往左移动，让系统里的酸减少。不那么酸，也就是碱化。因为是呼吸带动，生理学家会称为呼吸性碱化（respiratory alkalosis）。

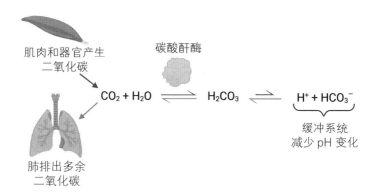

肌肉和器官产生
二氧化碳

碳酸酐酶

$$CO_2 + H_2O \rightleftharpoons H_2CO_3 \rightleftharpoons H^+ + HCO_3^-$$

肺排出多余
二氧化碳

缓冲系统
减少 pH 变化

代谢为系统带入酸造出酸化，而呼吸的吐气把酸拿走。吐气愈多、带走愈多酸，让系统往不那么酸的方向移动，也就是碱化。我们体内的环境在酸化、碱化来来回回的波浪里，试着不断回到平衡。在这个层面，代谢和呼吸可以说是一体两面。

从时间和影响范围来看，我会说呼吸对体内酸碱环境的重要性不会输给饮食，甚至可能比饮食更有影响力。毕竟呼吸是 24 小时不停运作，而我们不至于一天 24 小时进食。

过度饮食带出的过度代谢，会造出酸化的障碍。其实，过度呼吸也是一样的，会造出体液偏碱的障碍。

对我来说，呼吸和饮食的重要性是一体两面。一般来说，人随时在呼吸，这是生存的前提。呼吸性碱化是头，而身体的代谢性酸化是代偿。但是现代人饮食过度，在非常不健康的过度饮食的情况下，也可能过度呼吸造出呼吸性碱化，来平衡身体危险的酸化。

生理学家把呼吸作用当作是维持血液和体液酸碱值的第二道防线，而且呼吸量带来的变化，几分钟就能起作用；反过来，身体酸碱值的变化，也可以几分钟内就反映在呼吸。

这一点，是我们可以透过呼吸调整健康的关键。我从小就观察到身体运作和呼吸息息相关，从这里的讨论，也就得到一点生化层面的解释。

11
为了维持稳定，身体有好几道保险

我们 24 小时都在呼吸，不断对体内运作环境的酸碱值带来冲击。体内的缓冲系统需要随时平衡呼吸造出的影响，而让呼吸的作用得到最好的结果。

但反过来，如果要调整体内运作环境的酸碱值，透过呼吸是最容易的，几秒钟就可以得到调整。

体内环境的酸度变高，整个平衡会往消除酸（H^+）的方向移动，让酸与碱性的碳酸氢根离子结合，而让整个碳酸氢盐缓冲系统的反应往左进行，产生水和二氧化碳。二氧化碳累积愈来愈多，自然会刺激我们去呼吸，透过呼气将二氧化碳排出。

$$CO_2 + H_2O \rightleftharpoons H_2CO_3 \rightleftharpoons H^+ + HCO_3^-$$

（消除酸 H^+）

如果体内的液体变碱，也就是酸变少了，反应的平衡会往增加酸（H^+）的方向移动，刺激整个碳酸氢盐缓冲系统的反应不断往右进行。血液里二氧化碳不断被用掉，我们也就会减少呼吸，不要排出那么多的二氧化碳。

$$CO_2 + H_2O \rightleftharpoons H_2CO_3 \rightleftharpoons H^+ + HCO_3^-$$

（增加酸 H^+）

血液有各种缓冲系统（碳酸氢盐、磷酸盐、蛋白质）可以发挥作用，我们还可以透过呼吸排掉或留住二氧化碳来调控酸碱值。那么，接下来呢？

碳酸氢盐缓冲系统维持酸碱值的稳定，并不是因为能够清掉酸或产生酸，而是提供一个跟多出来的物质结合的"中继库"。缓冲系统没有能力增加或减少酸，而酸碱中和后产生的盐类，早晚还是要透过肾脏或皮肤排掉。

有意思的是，人类的血液会保持稳定酸碱值，锁定在 7.4 上下。但尿液的酸碱值却有很大的变化，幅度在 4.5 和 8 之间，而且大多偏酸。

这很合理，毕竟血液是生理运作的环境，必须保持稳定，而尿液不是。某个角度来说，尿液就像是一系列作业后的废水，为的是将体内新陈代谢所产生的酸大量排出。

维持体内运作环境酸碱值稳定的第三道防线，也就是肾脏。透过呼吸引入或导出的物质主要是二氧化碳，而透过肾脏把关的物质就多得多了。

维持体液酸碱值的三道措施

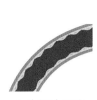 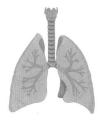

血液缓冲系统　　　　　　　肺的呼吸　　　　　　　肾脏的过滤

肾脏可以将酸排出、将碳酸氢盐收回体内或排出、或经由氨基酸代谢产生额外的碳酸氢盐。碳酸氢根离子透过尿液排出，则让血液里多出来的酸可以抵抗血液碱化。反过来，肾脏如果将碳酸氢根离子重新带回到体内，则会减少在血液里游离的质子，防止血液酸化。

从作用的即时性来看，二氧化碳的缓冲系统是立即性的，呼吸则是几分钟就有影响，而肾脏的运作大概需要几小时才能生效。

我们如果在缺乏妥当通风系统的屋子烧柴取暖，可能没多久就无法运作，甚至会让取暖的人失去生命。没有血液缓冲系统、呼吸和肾脏这三道防线，身体运作不到几小时或几天，积累的酸也会足以致命。

运动也诱导酸的形成，例如乳酸。剧烈运动会让血液酸碱值降到7.1，将肌肉酸碱值由运动前的 7.0 降到 6.8，这些多出来的酸需要由肾脏来代谢并清除。

这也可以解释为什么运动让人气喘吁吁，毕竟如果将二氧化碳快速排出，造出的呼吸性碱化可以将运动的代谢性酸化立即平衡回来。当然，过度呼吸也可能把二氧化碳降得太低，让酸碱值上升太快，反而让组织得不到氧气而影响运动的表现和运动后的休息。

为了平衡酸碱值，让生理运作能维持一定的效率，有些人会口服少量食用级碳酸氢钠（$NaHCO_3$，小苏打，一种弱碱）来改善运动表现。游泳、跑步、拳击、柔道和曲棍球项目都有人这么做。短期的作用可能是因为小苏打可以立即中和运动带来的酸，不让运动的酸过度累积而影响生理的运作。至于长期使用，你读了前面的讨论，大概也能想象到对肾脏可能造出负担。

维持酸碱值的稳定是生理恒定和健康的关键，但这一点的重要性常被忽视，甚至被扭曲。有些不合格的专家用错误方法来修正，像是让病人注射碱性液体来修正体质酸化的问题，引发更多的质疑，于是许多正统的专家干脆把它全盘否定。

此外，因为生理运作必须在稳定的酸碱值下进行，我们这里所谈的变化区间其实很窄。虽然对生化反应有很大的影响，但这么小的范围用肉眼看不太出石蕊试纸呈色的差异，也就不容易被理解。

大多数专家没有那么多的空间，像我在这里用好几章来做解释。

大众也就跟着继续不清不楚，而错过了这个主题的重点。

我知道体质酸碱性这个主题，在大众眼中很有争议性。如果你读到这里心里还有质疑，我的建议始终是一致的，不需要对我的话照单全收，也不需要把疑惑放在心里闷着。这方面的专业资料并不少，每个人都可以自己去接触、去厘清。

同事告诉我，我十几岁读到入迷的盖统《医学生理学》也是台湾医学院常用的教材。从当年我读的版本，到现在已经是第14版，可以想见它的权威性和完整性。

盖统的《医学生理学》让我可以从很具体的层面掌握人体运作的整体性，包括这里所谈的生理环境酸碱值的影响。盖统特别打开过度呼吸、呼吸性碱化和代谢性酸化的主题，我相信只要你有耐心去读，都可以得到自己的结论。

12

潜水教我的事

前面谈到闭气可以做一个快速的修正，我在年纪很小时，也发现了闭气的重要。特别在比赛前，闭气能帮助我把自己的状态稳定下来，自然可以得到比较好的表现。

一般人说到闭气或憋气，心里难免有一种恐惧感。但我从小喜欢潜水，对闭气这件事并不陌生，对闭气带来的作用也有自己的体会。

到海里游泳，这在一般人的生活是很难得的经验，有些人甚至一辈子没有到过海边。但我们家移民到巴西后，没多久就搬到北部海边的海西菲（Recife）。海西菲是一个小城，小孩子没有什么地方可以打发时间，不是踢足球，就是去海里游泳。

海西菲的海岸，在巴西北部是很出名的。葡萄牙文 *recife* 就是礁岩（reef）的意思。珊瑚礁往外延伸几千米，外头的浪打不进来，退潮时就形成一个个巨大的天然游泳池。进到海水里，眼前就是珊瑚礁，还有在礁岩里穿梭的各式各样彩色的鱼。

有一次，大概 9 岁、10 岁的时候，一样到海里去游泳。奇妙的是，戴着蛙镜沉到水里后，突然我发现眼睛亮了起来。脑里头有一个嗡的声音，好像打通了什么。当然那时候年纪小，没听过也不知道什么是气脉，只觉得头脑里面好像有什么突然打通了。

接下来发现我可以潜水很长时间，我当然好奇，想测试到底可以潜多久。那时候弟弟跟我一起去潜水，他看不到我，急得不得了。我起来的时候，他也怪我"怎么在水里几分钟也不出来？"

我知道他会担心，但是，我那时完全在另一个境界，就好像看到整个世界完全不一样，突然都亮了起来。

　　　　　　　　　　　　　呼吸，为了疗愈

绿色，比绿更绿。

蓝色，比蓝更蓝。

我不知道自己在水里待了多久，但那经过就好像原本待在一个泡泡里，只是感觉从头顶打通了什么，然后全部通了。在水里那种舒畅，那种让我安定下来的作用，在那之前从来没有经验过。

现在可以说，那是让人身心彻底转过来的一个作用。我那时候虽然还小，也发现自己接下来特别平静，呼吸很平稳，连心跳也慢下来。头脑的思考也慢，但又非常清晰。自然不想讲话。即使要讲话，也是慢的，并不着急。

后来几乎每一天，我跟弟弟都会去海里游泳。有一阵子，我们每星期周四和周六要沿着海滩，走很远的路去上柔道课。我每次打完柔道后，都会找机会到海里潜水。

随着熟练，我也发现潜在水里的时间可以愈来愈长。我让弟弟帮忙计时，从几十秒到 1 分钟、2 分钟、3 分钟、4 分钟、5 分钟……甚至有时候可以到 6、7 分钟或更久。

在水里的时间，感觉好像是天地合一。跟水、跟全部合一了，都贯通了。

我很小就自然会祷告，也特别敏感，本来就发现自己很多看法跟别人不同，到这个时候感觉更不一样了。有很多灵感，而且好像会知道很多本来不知道的信息，不晓得是从哪里"下载"来的。

好长一段时间，我完全着迷在里面，但自己没办法解释。

所以，后来读到盖统的书，当然会想解释自己的一些经过，但有一部分完全解释不来。

在东河跑步时知道舌抵上颚，对我带来那么大的冲击，也就是因为它带我回到 9 岁、10 岁潜水时那种舒畅、舒服、欢喜的状态，让我整个人安静下来，就像一个人扎根在大地，带来一种很踏实、很稳重的作用。

13
身体怎么知道要呼吸?

谈到闭气,很多人自然会担心失去呼吸,害怕累积二氧化碳会伤害身体、甚至失去生命。这样的恐惧是难免,但其实是多余。

前面提过,呼吸有个人意识自主的成分,也含着意识不自主、由身体自己运作的部分。我们醒着,在一定的范围内可以控制自己的呼吸。但我们睡着或甚至被麻醉时,身体还会自己维系呼吸的运作。

它是怎么办到的?

从盖统的《医学生理学》,我很早就得到这个印象——二氧化碳是重要的生理分子。它完全不是废气,而是有很重要的生理调节作用。

我过去常跟学生说,生命一点一滴都不会浪费,就连一个反应残余的产物都有它传递讯息的作用。二氧化碳就是一个实例,它不单单是身体取得能量过程的废物,在体内还有类似内分泌的作用,像是帮助血红素释放氧气、还有血管扩张放松的效果。

氧气当然是重要的分子,但在一般人的理解中多少有点被过度强调。大多数时候,我们血液里的氧气已经占满 95% 以上的血红素结合位,甚至有时候占据了 99%。除非高山症或严重的呼吸问题,一般人并不需要去特别补充氧气。即使量测到血氧偏低,也不见得代表身体正在缺氧。别忘了,当血红素将氧丢给组织使用时,血氧也会降低。

二氧化碳溶于水,可以转化成碳酸氢盐缓冲系统,一起稳定身体生理运作环境的酸碱值。身体本身有二氧化碳受体,也就说明二氧化碳的重要性,而需要监控它的浓度来保护身体。

血液里二氧化碳浓度高低，会刺激我们呼吸多一些或少一些。这主要是透过中枢神经系统的延脑（脑离脊髓最近的那一段，也有人称为延髓）和脑干中的桥脑来控制的。

延脑表面的化学受体，会持续监控脑脊髓液的酸碱值与二氧化碳浓度变化，而外围的监测则由主动脉和颈动脉的化学受体来进行。主动脉的侦测对血氧和二氧化碳比较敏感，而颈动脉则对血氧、二氧化碳、酸碱值都有反应。

目标很清楚：让身体酸碱值、动脉血二氧化碳和氧气的浓度保持恒定。

这些受体的讯息包括酸碱值、二氧化碳和氧气的变化。讯息被送到延脑和桥脑的呼吸控制中心，再进一步让呼吸相关的肌肉进行非自主的伸展与收缩，来调节呼吸的速度和深度。例如侦测到血中二氧化碳增加、身体偏酸或氧气不足，就刺激肌肉加速呼吸或加大呼吸量。如果二氧化碳降下来、身体偏碱，呼吸肌肉就可以放松，让呼吸放慢。

这样的控制有中枢神经和血管两个层面，就像至少安排了两道以上的保险来确保呼吸运作。

关于呼吸，还有一个观念很有意思。英文说 air hunger，直接翻译过来是"空气饥渴"，意思是觉得气不够了，要赶紧吸气。这种 air hunger 反映的，就是由身体主导的呼吸冲动。

一般人虽然怕吸不到气，但小时候应该都玩过比谁憋气久的游戏，也许用力捏住对方的鼻子，或把头埋到水里，憋到面红耳赤再也憋不住为止。谁先受不了，谁就输了。

随着憋气时间愈长，那种"受不了""要赶快呼吸"的冲动会愈来愈强烈。air hunger 表达的就是这种缺乏空气的体会。

一般人会以为这种冲动反映的是身体缺氧，但其实不是如此。如果你试着闭气，同时测血氧和二氧化碳，你会发现血氧没有降低，但二氧化碳慢慢高起来。那股受不了的冲动、对空气的渴望，其实反映的是二氧化碳已经升高。比起氧气，二氧化碳更是调节呼吸的关键因子。我们并不是因为缺氧而想呼吸，是因为二氧化碳高起来而想呼吸。

在氧气稀薄的高海拔区域登山，呼吸也会变快、加大，甚至喘不过气。一般人可能也以为这是身体侦测到氧气不够，但其实是侦测到二氧化碳过多。

有些人稍微活动就会喘，除了肺部功能不够，也有一部分是身体对二氧化碳比较敏感。运动会让代谢加速而更快累积二氧化碳，如果对二氧化碳的耐受度很低，一运动就容易喘而觉得不舒服，这么下来，自然会排斥运动。

简单来说，呼吸的顺畅与否，反映了身体的状态，也进一步影响体能。你可以简单对照这个表格，指出自己体能活动和呼吸的关系。

你有多容易喘？

0：只有做激烈运动时才觉得喘。

1：上斜坡或在平地快走时会喘。

2：走平地时，比大多数同年龄的人走得慢，仍然会喘；如果用一般速度走路，需要停下来喘口气。

3：在平地走路，不到100米或几分钟就需要停下来喘口气。

4：因为会喘，能不出门就不出门，平常穿衣等轻微活动也会喘。

经过COVID-19疫情，许多人有过肺部症状。本来健步如飞的人，走一小段路或拿重物就喘不过来，这对一个人的体能和自信心当然有影响。透过《呼吸，为了疗愈》，我也希望能帮助朋友们从这个经过走出来。

其他的因素，例如内分泌、心理状态、过敏也会影响呼吸。女士月经周期排卵后或怀孕期间，黄体素会上升，也会刺激呼吸的频率。有些焦虑的朋友，因为长时间肌肉紧绷，都是以浅呼吸为主，也很容易养成会喘或叹气的呼吸模式。感冒、过敏或气喘的情况更不用说，呼吸通常会立即受到影响。

二氧化碳浓度过高，对身体是一个攸关生存的讯号，不只启动呼吸的反射动作，还会引发强烈的恐惧。但我们可以透过渐进的练习，让身体适应比较高的二氧化碳浓度、克服恐惧，让身心稳定下来。

简单闭气练习，帮助自己稳定

安排一个舒服的姿势坐下来，用鼻子自然呼吸几次。

1. 鼻子吐完气后，用手捏住鼻子自然憋气约3～5秒。

2. 放开手，让鼻子自然吸气、吐气，约10秒。

3. 用手再捏住鼻子自然憋气约3～5秒。

4. 放开手，让鼻子自然吸气、吐气，约10秒。

5. 重复"鼻子呼吸10秒＋憋气3～5秒"循环，直到自己慢慢缓过来。

14

自然憋气时间：
衡量身体对二氧化碳的适应度

有些专家提出来"自然憋气时间"是一个不错的健康指标。

这是有道理的，憋气时间的长短其实反映体内氧气和二氧化碳的状态、细胞运作的效率，以及身体对二氧化碳的耐受度。一个人能忍受多少二氧化碳，也反映了他身体代谢的效率，包括呼吸是不是满足身体的需求。

怎么测量自然憋气时间的长短？做法很简单，准备一个计时器，在不强忍的状态下，完整吐气后，开始憋气，计时到自然想吸气为止。

如果自然憋气的时间高于 20 秒，可以安心进行稍微有点强度的运动锻炼，不会有气喘吁吁而跟不上的问题。

但如果自然憋气的时间不到 10 秒，可以说是处在一种身体运作效能偏低、随时容易疲惫的状态。若希望建立运动习惯，应该从温和的运动开始。

你可以简单做一个表格，将自己每天或每星期的自然憋气时间记录下来。记录这个时间，主要是反映身体的基础条件，作为改善生活作息的指标或设定运动强度的参考。

再次提醒：测量时不要硬撑，只要有一点想吸气的感觉，无论是念头或喉头或胸腹肌肉不自主的微动，就停止计时。

测量完自然憋气时间，接下来的呼吸应该是正常的，不会需要特别大口或加快呼吸。如果呼吸强度改变，可能就是刚刚憋太久，所测到的并不是自然憋气时间，而是被念头干扰的结果。

一般人完全吐气后通常可以闭气 5~15 秒，直到感觉到需要空气

记录自己的自然憋气时间

1. 先用鼻子呼吸几次，鼻子吸气，鼻子吐气，一般速度自然呼吸即可。
2. 吐完气，捏住鼻子，开始计时。
3. 出现想呼吸的自然征兆时，停止计时，正常呼吸。

* 想要吸气的自然征兆包括念头、喉头想动、胸腹横膈膜和呼吸有关的肌肉不自觉地微动。

** 停止计时后的第一口呼吸，应该自然平顺。这样记录下来的秒数，才真实反映身体对二氧化碳的容忍度。如果停止计时后需要大口吸气，那就是刚刚憋气太用力，已经超过自然憋气的定义了。

为止。有抽烟习惯、焦虑、忧郁、气喘、心衰竭、肥胖、二型糖尿病或高血压的人，自然憋气时间通常比较短，可能低于10或15秒。

身体非常健康的人对二氧化碳的耐受性较高，完全呼气后可以自然闭气至少40秒，而没有觉得非吸气不可。但这在我的观察中，可以说是少之又少。

大多数的人只要去测试，都会发现自己的自然憋气时间并不长。这其实反映了大多数人确实不健康，身体细胞的运作效率低，而对累积的二氧化碳很快就难以忍受。

这是一个问题，但并不是改善不了的情况。身体的适应力是可以培训的，就像我小时候做闭气的练习，轻轻松松把它当作一个游戏来重复，身体对二氧化碳的耐受性自然会增加，甚至产生一个重新设定的效果。

这方面的练习，我会在这本书多带出来。你可以从你适应的方法开始，一点一滴去体会。

从这个角度，你也会愈来愈明白，一切都是颠倒的。

15

身体还有另一套呼吸？

我在潜水的时候，也自然发现什么叫作内呼吸（inner breath）。

潜水超过 1 分钟、2 分钟，尤其到 3 分钟、4 分钟、5 分钟左右，我发现好像身体启动了一组会自己运转的设备，有一种另外的呼吸。那是当时的我从来没有体会过的，而当然会觉得很不可思议——为什么会有一个东西自己在运作，而带动全身的作用？这里头的道理是什么？

这个时候，身体自己运转起来。它本身有一个周期，跟我们的呼吸周期有点脱离，但也没有完全离开。但它完全可以自己运作，而且是独立运转。

后来长大才发现道家有"小周天""大周天"的说法，都和闭气离不开，是透过闭气而带动起来的。所以，我对潜水和健康与长寿的关系当然会好奇。如果你跟喜欢潜水的人接触，也很快会发现他们无论讲话、举动、各方面的反应都很稳重。不会随时大惊小怪，也不会听到一点消息就跳起来。

这一生，遇到有人问我最好的运动是什么，我的答案都是"游泳"。会推荐游泳，不是为了锻炼肌肉漂亮的线条或是游泳的速度。真正的关键，其实是闭气。

我很喜欢游泳，但是一般要有够大的游泳池才过瘾。后来我就发现，即使是比较小的泳池，我还是可以在水里跑跑步、做有氧运动。到最后，我一定会闭气。闭气本身对过度呼吸就是很好的休息，而为身体带来一个大的整理和归零。

我小时候做的潜水，当然没有氧气瓶可以带。这种不带氧气瓶、只靠一口深呼吸就潜到水里几分钟的自由潜水，我后来才知道发展成一种极限运动，把一个人的体能逼到极致。

假如对专业的潜水运动家，闭气都有很大的帮助，那对我们一般人，绝对是有益的。一个人进到水里，其实也达到了一种接地（grounding）的效果，而释放许多紧绷和压力。

这一路来，我从自己的经验出发，不断好奇、不断找答案。现在，终于有了足够的工具，无论从字汇、观念、表达方法和科学的进展，让我可以用一个和过去的人完全不同的方法来说明。最多只是这样子。

也可以说，终于让我等到了。

16
胎儿的呼吸

前面讲到内呼吸，听起来很玄，但也可以说是我们天生都会的。

我们一生出来就会呼吸，透过鼻子和肺部的动作来呼吸是再自然不过。出生后，透过吸气，氧气从呼吸道、气管输送到肺。肺里有许多小小的气囊，表面覆盖一层网状的血管。这就是氧气进入身体、二氧化碳离开身体的交换界面。然后我们吐气，将二氧化碳带走。再一次吸气，将新的氧气带进来……

这一切是那么地自然，自然到一个地步，几乎只有很少人会去想，自己出生前，从受精卵着床、变成胚胎慢慢成形……一直都是在液体环境里，那时的自己是怎么呼吸的？

子宫里的胎儿，还没有用来呼吸的肺部，也不是用鼻子把氧气带到身体，而是透过母亲的胎盘与脐带"呼吸"血液里的氧气。换句话说，是母亲的胎盘帮助胎儿在子宫里呼吸。

胎盘带着氧气的血液，大部分会进入胎儿的心脏，然后流到胎儿全身各处，让每个细胞取用。循环后的血液会再透过脐带和胎盘流回母亲的身体。血液经过母亲的身体净化，重新取得氧气，再度流回胎儿身上。

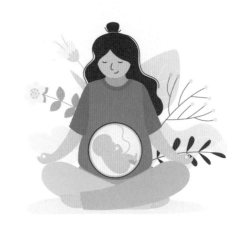

这种循环中的循环，就像让母亲的身体来担负胎儿还没有发育完成的肺部、肾

呼吸，为了疗愈

脏、消化等功能，支持子宫里的胚胎慢慢长大。

胎儿时期的肺脏是实心的，不能执行呼吸功能，因此胎儿在羊水中不会窒息。在胎儿发育到一定阶段，也可以看到横膈膜肌肉进行类似呼吸的运动，就好像在为日后的肺功能做准备。

从胎儿到新生儿的生理演变过程，需要靠很多的因素才能达成，包括血管的导流要正确地改变，肺部要妥当地膨胀，肺泡能够处理气体的交换。

婴儿出生后，很快就要进行第一次呼吸，用呼吸带来的力量让肺脏充满气体，然后打开肺部的血管，开始肺部的功能，将氧气输送到血液并通过呼气去除二氧化碳。

就呼吸的角度来说，未出生的胎儿和已出生的婴儿根本是两种不同的生物。如果我们一秒一秒地看着这转换的过程，很难不从心底发出赞叹。

这根本是奇迹。

而我们就是随着这奇迹而来的生命，随时活在其中。

古人的胎息

很有意思的是，古人没有现代生理学和医学的知识，却本能体会到有一种类似胎儿的呼吸——不依赖外在呼吸的动作，却仍然有呼吸的作用。

后来道家也透过修行想去接近那种呼吸，而把这种内在的呼吸称为"胎息"，认为如果能达到这种呼吸，对个人的体质会带来很大的转变。

我在这里分享一段道家谈修炼胎息的经典，当年有人翻译成英文，我再请同事帮我找到原本的古文。〈修真服气诀〉是嵩山的太无先生关于"气"的经典里的一章，我列出〈修真服气诀〉的第一段：

《嵩山太无先生气经》〈修真服气诀〉

每日常卧，摄心绝想，闭气握固，鼻引口吐，无令耳闻，唯是细微，满即闭，闭使足心汗出，一至二数至百已上，闭极微吐之，引少气还闭。热即呵之，冷即吹之，能至千数，即不须根食，亦不须药，时饮一盏酒作水通畅耳。数至五千，则随处出入，有功当自知也，则有入水卧功矣。

它大概的意思如下，我也加上我的看法：

躺下来，让心安静，断掉念头，练习闭气。呼吸离不开心理的状态。

双手握拳，鼻子吸气，嘴巴吐气。无论吸气吐气都非常细微，气的出入连自己都听不到。呼吸轻，呼吸慢，最好看不到呼吸。

吸饱气，就闭气，闭到脚心出汗，内心默数"一、二"一百次。长时间闭气，刺激交感神经的作用。

闭不住了，微微吐气，轻轻吸气，再一次闭气。如果身体发热，就发出"呵"的声音来吐气；感觉发冷，就用"吹"的声音来吐气。透过延长闭气，提高对二氧化碳浓度的耐受度，吐气时，用不同的阻力来调整身体排出二氧化碳的速度。

用这个方法闭气，能维持内心默数"一、二"一千次，基本上已经可以不吃五谷，也不需要药物，最多是偶尔喝一小杯酒（古代的酒是非常淡的酒，类似发酵的淡五谷浆）润润口腔。

如果能闭气到内心默数"一、二"五千次，无论吸气吐气已经完全能随心所欲，你能体会到很大的变化，甚至可以潜到水里躺上好长一段时间。熟练了，不光闭气时间变长，就连代谢和体质都能得到一个彻底的扭转。

读到这一段，真的很有意思。我从追求运动的成就、对潜水的喜欢、想探讨医学的道理、在临床上帮助需要的朋友，不知不觉绕了一圈，又在道家的经典看到了胎息。

一个道理是真的，在不同的角落都会有人发现它。

17

呼吸，反映身心的转化

呼吸离不开心理的状态，而且还是身心转变最重要的门户。

前面提到，我发现光是舌抵上颚就可以影响到呼吸，而影响全身每一个部位的作用。

20 世纪 80 年代，我还很年轻，受美国卫生研究院（NIH）的邀请，在癌症研究所和免疫研究所担任咨询委员，也和一群专家组织了一个小团体。我们自己称为 CAM（Complementary and Alternative Medicine，补充性非主流医学），集中探讨主流以外的医疗方式，想深入各文化的医疗智慧。到 1991 年左右，NIH 才就这个主题，正式成立补充性非主流医学办公室（OCAM），后来又成为一个中心（NCCAM），现在已经是颇有规模的组织。

在呼吸这个主题，当时我面对的情况和饮食是一样的。许多专家并不理解这个主题的重要性，而相关的领域就像一片沙漠。我一加入，也很快就体会到当年还没有这方面的科学，也没有谁比较懂。现在大家所知道的，都是后来几十年累积的成果。

我记得参加的同事都是各领域非常优秀的专家，有骨科、心血管、肿瘤免疫、家医科的专家，但没有一位专攻呼吸。

当时我跟他们谈呼吸的重要性，有人跟我提到哈佛大学有一位专家班森医师（Herbert Benson, 1935 ~ 2022）可以交流。能认识当时唯一可以谈话的专家，我和他当然变成好朋友。他研究西藏僧侣的静坐方法，也写了一篇论文在 1982 年发表在最好的期刊《自然》（Nature）。这篇论文所谈的拙火静坐，离不开呼吸的练习，我在本书后半会多谈一些。

班森医师写了190多篇科学论文、12本书，主持许多研究计划，让主流医学开始注意到身心医学和静坐的影响，在这方面有很大的贡献。当年我问过他，既然对这个主题有兴趣，是否自己也静坐？他告诉我，为了维持科学研究的客观性，他并没有投入静坐。对我来说，这是相当可惜。毕竟没有亲身去体验，再怎么研究都是站在外面看里面，很可能错过静坐这个主题真正的本质，而自己完全不知道。

在东河跑步的经验，为我从观念和理解带来很大的突破。我也找到一位文笔很好的哈佛心理学家泰勒博士（Eugene Taylor，1946~2013）合写论文，用学术界可以接受的方式表达我的体会[1]。

我从个人的经验和理解，意识到呼吸可以主导交感神经和副交感神经的作用，而且可以是一个统合身心、再重要不过的题目。静坐则类似一种冬眠，也同时影响交感与副交感神经的作用。最后得出的结论就是：透过呼吸的方法静坐，可以带来意识的转变。

为了带出这个观念，我在文章里将各种科学文献，即使是很早期的文献都带出来。当时我不断搜集资料，这方面的信息，我自己的图书馆应该都有。

我在《静坐》提过一个相关的研究，结论是：静坐时意识状态的变化也和呼吸脱离不了关系[2]。这个研究采用的静坐方法是在心中重复默念一个短短的咒语，安静下来。在受试期间，研究人员请他们做一件事：体会到超越的状态时，按钮，留下记录。

这里所谈的超越状态，指的是人体会到一种很深的宁静和放松，没有念头，但还有意识。当然，人在这放松的状态下没有念头，不会想到要按钮。是到超越状态结束，恢复一般意识，体会到刚刚是不同的状态，才会按下按钮。

---

[1] Taylor, E., Lee, C. T., & Young, J. D. E. (1997). Bringing mind-body medicine into the mainstream. *Hospital Practice*, 32(5), 183-196; Young, J. D. E., & Taylor, E. (1998). Meditation as a voluntary hypometabolic state of biological estivation. *News in Physiological Sciences* 13(3), 149-153.

[2] Farrow, J. T., & Hebert, R. J. (1982). Breath suspension during the transcendental meditation technique. *Psychosomatic Medicine,* 44(2), 133-153.

　　　　　　　　　　　　　　　　　　　呼吸，为了疗愈

一个完整的测试，大致类似下图。先让受试者睁眼坐着、闭眼坐着，只是测量基本的生理参数。开始静坐，受试者在出现超越状态时按下按钮。静坐结束后，请他们继续闭起眼睛坐着一段时间，然后睁开眼睛再坐一段时间，让科学家多搜集一些生理数据的背景值。

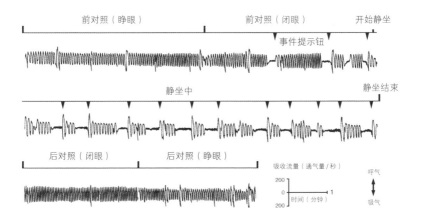

研究人员所测量的生理值，包括心跳、新陈代谢率、皮肤电阻，也包括呼吸。这张图只显示呼吸的变化。受试者并没有控制呼吸，而是用咒语来静坐，但开始持咒静坐后，呼吸状态就有明显的不同。不光慢下来，甚至还会停下来。等受试者再次恢复呼吸，通常也就会按钮，表示"刚刚在超越状态里"。

许多静坐的方法是透过呼吸来进行，帮助身心安定下来，而念头减少；但反过来，熟练的静坐者无论采用什么方法，可以很快把呼吸的频率和流量降下来，让身心达到一种稳定的状态。

一个人安静下来，不光呼吸会慢，慢到一个地步甚至会停止，而这时候有一个突然打开的经验。这个经验看起来和呼吸自然停止是一起出现的，但对我来说，这是身心进入谐振自然而然有的。

我常常说生命是多层面的组合，我们观察到的许多现象已经是果，而且不是单一事件的结果，而是综合许多层面得到的。

在这里，简单来说，并不是要人刻意闭气去进入不同的意识状态。

首先，这种放松而宁静的状态并不特殊，而是我们每个人本来都有的。只是我们以为自己很重要、有很多事要注意、要忙碌、要去做，而在身心带来很多噪声，反而让自己体会不到这个本来的放松和宁静。

我们最多是把这种"忙"和"做"取消，给身心一段时间把噪声抖落，而可以落回本来的放松和宁静。这时候，呼吸慢下来、甚至停下来，也只是身心放松自然的果。

18

闭气，让身心重新开机

自然的闭气和意识的变化分不开，而闭气本身也可以作为一个重新设定身心的方法，也就是我过去多年讲的"守息"。

二十几年前，我在台湾地区只要有机会就办讲座和演讲，很早就把 4 个和呼吸相关的方法带出来：数息、观息、随息、守息。

守息是第 4 个方法，但我很少带出来。它可以把气脉逼通，过去我甚至会说这个练习比刷牙还重要，可以让人长生不老，可以把交感副交感的平衡点很快地移动开来，让气脉打通。

本来小时候就喜欢潜水，后来发现透过闭气可以把全部气脉打通。当然那时候不懂什么是气脉，是后来接触到一些西藏的方法，才知道有些秘传的仪轨其实就是运用闭气的力量，再观想气脉沿着脊椎贯通。

在纽约医院工作的时候，遇到一些病人和朋友，我也跟他们讲闭气的重要，包括分享潜水的经验。后来知道了西藏的仪轨，毕竟不需要潜到水里面，可以让人更放松、更安全地操作，我也就分享这些方法。后来还把方法再进一步简化，让更多人可以接触。

有科学家测量过，让人闭气闭到极限，然后用 1 分钟正常呼吸来休息，这么重复 3 次，就可以看到血中二氧化碳大幅提升，血液酸碱值降到 7.36，血氧浓度下降。你应该已经知道，血氧降低，身体组织不见得会缺氧。特别在这种状况下，血液里的二氧化碳增加、血液酸碱值下降，可以帮助血红素释放氧气，身体组织反而会得到更多氧。

闭气到极限时，还会增加血液里儿茶酚胺（catecholamine）的量，这意味着身体进入一种压力反应。另一组科学家则请受试者连续进行 15 次闭气，让他们闭气到极限，而闭气与闭气间可以休息几分钟。结果发现，这么做能增加身体合成红细胞生成因子（EPO）的量达24%。

EPO是肾脏在身体缺氧时分泌的激素，会刺激身体产生更多红细胞来输送氧气。如果你对体育新闻有兴趣，可能听说过注射EPO是一种作弊手段，提高选手身体组织取得氧气的效率，从而提高耐力和表现。

一个人能闭气多久，一部分是反映对二氧化碳或说代谢产物的容忍度，可以说反映总体的健康状况。另外也多少反映了平常是否在不良的过度呼吸或是偏浅的呼吸，这部分则与个人的不健康有关。能够轻松闭气的时间愈长，则反映身体运作的整体状态愈好。

运动比赛对体能是相当激烈的考验。以柔道来说，真正上场打的时间不到短短几分钟，却会让人打到连手都失去力气。能撑得过去并赢得比赛，就看身体的耐力，而这完全是靠呼吸。

一个人如果平时常做闭气练习，体内二氧化碳高起来，让代谢环境略偏酸性，则有益于身体组织取得氧气、提高对二氧化碳的容忍度、血管也更放松。整体来看，对体能表现和一般健康都有帮助。

轻松进行闭气练习——吐气后闭气

将第14章提到的"测量自然憋气时间"稍微再加强一点，本身就是一种闭气练习。

1. 先用鼻子呼吸几次，鼻子吸气，鼻子吐气，一般速度自然呼吸即可。
2. 吐完气，捏住鼻子，开始计时。
3. 出现想呼吸的自然征兆时，再忍耐一下，才恢复正常呼吸。

记得，这样的练习不要刚吃饱就进行。一般人如果希望做这样的闭气练习，强度可以先守在"感觉有点在忍耐，但还不至于忍不住"的程度。

适当的练习强度，会让你在闭气结束后的第1、2口呼吸会略大一些，但接下来的呼吸就恢复平稳。

用这样的强度来进行，你可以早晚各做几次。大约进行1两星期，就可以体会到一些进步，而可以从自然憋气时间的长度反映出来。

轻松进行闭气练习——吸气后闭气

和前面的练习大致相同，但是改成"吸气后闭气"。

1. 先用鼻子呼吸几次，鼻子吸气，鼻子吐气，一般速度自然呼吸即可。
2. 吸完气，捏住鼻子，开始计时。
3. 出现想呼吸的自然征兆时，再忍耐一下，然后再恢复正常呼吸。

一样地，闭气强度先守在"感觉有点在忍耐，但还不至于忍不住"的程度就好。适当的练习强度，会让你在闭气结束后的第1、2口呼吸会略大一些，但接下来第3口呼吸就应该已经恢复平稳。

用这样的强度来进行，你可以早晚各做几次。观察自己的变化。

和前面的吐气后闭气相比，吸完气后再闭气，对一般人比较容易适应，不会有空气不够的恐惧感。

吸气后再闭气，可以慢慢体会到身体各部位的代谢作用下，不断累积二氧化碳，直到需要忍耐着不呼吸的地步。在忍耐不呼吸的同时，对横膈膜和肋间肌也造出压力，而造出一种类似于按摩的效果。

我们已经知道，二氧化碳不只是细胞取得能量的副产品，也不只是要透过呼吸排出的废气。它对身体会带来许多好处，也是改善呼吸作用的关键。而这里的闭气练习可以让你亲自体会到这些作用，不只是理论上知道而已。

下次你身心不太对劲时，也许头痛，或是紧张、焦虑，你需要的不是大口深呼吸，而更多是这里和第13章所谈的闭气练习——闭气几秒钟，憋到适中的程度就好。到有一点感觉想吸气，但还忍得住的时候，就可以放开来恢复呼吸。重复进行几次，观察身心的变化。

有些头痛和紧张跟血管收缩有关，而闭气可以让血液二氧化碳增加，进一步让血管放松扩张开来，而可能有助于减轻头痛和紧绷。

到这里，我已经带出了几个不同的闭气练习，你可以把它当作小游戏，从比较适应的开始熟悉。

这种有意识的闭气练习，和一般做事太紧绷而不自觉的闭气完全不同。一个是有意识而且是打开副交感神经的放松作用，另一个则是在无意识中任由交感神经继续紧绷。你可以观察自己，体会这两种闭气不同的状态。

当然，身心反应不是单一层面的。如果很清楚自己的不对劲和疲劳、压力或其他刺激有关，还是要学会去处理。妥当调整呼吸，也是可以做的措施之一。

后来我到处去接触各种疗愈的方法，也发现一些专家会把不同的呼吸方法带到他们的疗愈操作，像是对有创伤后压力症候群（post-traumatic stress disorder，PTSD）的人使用谐振式呼吸，或快速强烈呼吸的技巧，以及做一些闭气的练习。

这一点，我会在这本书的后半多谈一些。

19

生活里常见的过度呼吸

有些人可能注意到美国校园有一种"昏倒游戏"的次文化。小孩子轮流进行强烈而快速的呼吸，等着产生几秒轻飘飘的快感，但偶尔会发生严重的跌倒或缺氧意外[①]。这其实也离不开过度呼吸，而所谓的快感可能是身体组织缺氧的症状之一。

呼吸太快、太大口、太喘，会让人体排出过多二氧化碳，体内二氧化碳浓度降低，而让第 10 章提到的碳酸氢盐缓冲系统的平衡往左边移动，导致血液偏碱，这也就是前面提到的呼吸性碱化。

$$CO_2 + H_2O \rightleftharpoons H_2CO_3 \rightleftharpoons H^+ + HCO_3^-$$

这种过度呼吸只需要 15 秒，就足以将血液酸碱值提高到 7.65，而影响到血红素释放氧气的效率。

昏倒游戏是孩子起哄的游戏，并不代表成年人不会过度呼吸。长期焦虑或恐惧导致的喘气、睡着后打呼、白天讲话太多、长时间透过嘴巴呼吸，对身心的影响比一般认为的还要普遍。值得注意的是，1/3 的 COVID -19 后遗症患者有过度呼吸的问题。

不习惯运动的朋友，如果被要求跑步，跑得上气不接下气也就罢了，跑完后可能还会头晕想吐、手脚冰冷、不想讲话，至少要休息十几分钟才能恢复过来。

这就是强烈过度呼吸的体验，我相信许多人都有过。也有些人是

---

① 一般在校园里因为玩这种昏倒游戏而有的意外，通常是小孩子为了竞争而进行时间太长，或在晕的时候不小心跌倒或撞伤。每年都有几起不慎致死的案例。

在很强烈的情绪和冲突中，也许大声喊叫或大哭大闹，到后来一样喘不了气，觉得很晕、很飘，手脚发麻，非常不舒服，而觉得自己需要医疗的照顾。

前面提到，过度呼吸会让正需要氧气的组织反而得不到氧气。血中二氧化碳过低，也会导致血管收缩而减少血液、氧气与营养的输送，有些人会头痛。血液偏碱则会刺激末梢神经，带来手脚刺刺麻麻的感受、肌肉容易痉挛。

过去有一个简单的处理方法，也就是对着纸袋吐气并吸进纸袋里二氧化碳浓度比较高的空气，注意不要闷住口鼻。这么做不到几分钟，身体二氧化碳浓度累积起来，体内血液和体液环境恢复正常，不舒服也就得到了缓解。

现在你已经知道更简单的做法，也就是闭气。透过闭气，体内二氧化碳浓度随着代谢累积而重新建立起来，才能让氧气进入缺氧的组织，并且让碳酸氢盐的缓冲系统平衡往右移动，放出更多酸，把偏碱的血液中和回来。

有一些过度呼吸的情况比较轻微，但是因为持续时间长，对健康的影响也很深远。特别是现代人多半靠讲话来沟通，就算没见到面也会用电话来交流。讲话，免不了嘴巴呼吸。此外，过敏、鼻塞的人也多半会改成嘴巴呼吸。

嘴巴呼吸少了鼻子呼吸的过滤功能，而跟鼻子呼吸最大的差异就是，我们透过嘴巴，一次呼吸进出的气体量，特别吐气，是鼻子呼吸的好几倍。

长时间用嘴巴呼吸，会对健康造出影响。学校老师一天要讲好几堂课，从事企划、销售和管理工作的人，则需要不断说服和交谈。这些人很容易进入慢性过度呼吸的状态，时间长了会觉得不太对劲，好像注意力集中不了，感觉就像人是浮着的、不太稳，但自己不知道为什么。

醒着的时候，如果大多数时间都在讲话，也就是透过嘴巴过度呼吸。一天下来除了口干舌燥，有时还会感觉中气不足、疲惫而难以集中精神。自己心里还会纳闷，明明不是从事体力工作，为什么会这么累？下班后连一般的活动都不想进行，怎么也恢复不过来。

身心疲惫，却无法安定下来休息，整个人是虚的。这有一部分是二氧化碳过低，反而让组织缺氧，没能实时平衡回来。

这和呼吸的方式脱离不了关系。

除了前面提到的需要长时间说话的工作，现代人受情绪和心事的影响很重，许多人不知不觉已经养成了不自觉叹气的习惯。有些人则常对周围的人事物不以为然，有意无意地从鼻孔"哼"来吐气。这也助长了过度呼吸，特别是排掉过多二氧化碳的情况。

呼吸太多，降低体内二氧化碳，反而减少组织氧气

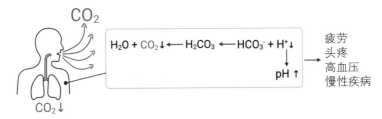

这时候身体需要的刚好和过度呼吸相反——呼吸少一点，次数少一些，让进出的空气量降下来，反而会让体内组织和器官得到比较多氧气，恢复得比较好，早点恢复功能和健康。

有时候一整天工作结束，回到家不想讲话，其实是身体自然会采取的保护措施——将嘴巴闭起来，修正过度呼吸导致的二氧化碳偏低问题。

你看，这是不是又回到了前面讲的闭气练习？

对我来说，适量的闭气练习，其实是现代人可以运作的一个窗口，

来修正身体长时间过度呼吸累积的代谢压力。

　　特别是一般人在 35 岁后，肺功能开始退化。透过妥当的闭气练习，尤其是吸气后的闭气，对于肺活量和呼吸相关的肌肉，是很好的锻炼。

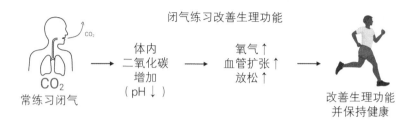

闭气练习改善生理功能

CO₂　常练习闭气 → 体内 二氧化碳 增加 （pH↓） → 氧气↑ 血管扩张↑ 放松↑ → 改善生理功能 并保持健康

20
平时呼吸少一点，运动表现反而好

华人和印度关于养生的说法，一般都会强调呼吸要细、要慢、要柔。也许你本来觉得这种说法很矛盾：明明活着就要呼吸，为什么反而把呼吸慢下来？

但我相信这本书谈到这里，已经将你过去的认知完全推翻，甚至让你开始去思考以下的观念：就像饮食一样，长期过度的饮食会造出身体负担，长期的过度呼吸也是。

长期过度呼吸，就好像过度的饮食持续将身体代谢推到一种极端的地步。这不光造出代谢的负担，如果身体用尽手段也维持不了体内环境的平衡，组织和器官长期轻度缺氧还可能会造出慢性病。

闭气自然让呼吸量减少，也可以减少活性氧的形成。活性氧是导致体内氧化的分子，和细胞与器官的老化脱离不了关系。

一般人可以用闭气来促进健康，而最顶尖的专业运动员也能从这样的训练得到很大的帮助。这方面的故事也一直是我关注的焦点，例如以下这位运动家的经过。

扎托佩克（Emil Zátopek）是一个让人难忘的运动家，他会 6 种语言，热情开朗的性格让他出国比赛时交到的朋友比任何人都多。他在 1952 年的赫尔辛基奥运会 3 个长跑项目赢得冠军，分别是 5,000 米、10,000 米及马拉松长跑。

这是史无前例的纪录，到现在还没有人能够超越。

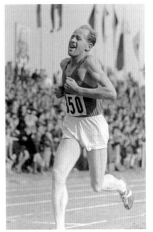

呼吸，为了疗愈

在 YouTube 上可以找到他 1952 年 3 场比赛的纪录片。这些超过70 年的画面，很容易从独特的跑步姿势和带点疯狂味道的脸部表情一眼就认出他来。但你大概没想到，扎托佩克可能是透过闭气训练，在奥运会拿下金牌的第一人。

扎托佩克练习时，会屏住呼吸尽力跑，撑不住了就恢复几口呼吸，然后继续闭气跑。再呼吸，再继续……他很有实验精神，有一次他想知道自己可以闭气走多远，结果走到晕倒。

虽然他不像现代选手懂那么多运动和呼吸的科学，但他本能知道在吸比较少氧气的情况下进行训练，他的身体会适应而更能有效利用吸入的氧气。

1952 年赫尔辛基奥运会的马拉松比赛，是他轻松拿下 5,000 米和10,000 米两块金牌后，临时起意加入的。但他那时没跑过马拉松，也没有任何超长距离比赛的训练。

熟悉田径项目的人，都会觉得这种决定实在太疯狂了。过去没有人这么做，以后大概也不会有。

比赛时，他跟着当时的世界纪录保持者英国选手彼得斯（Jim Peters）一起跑。跑到 15 千米时，他问彼得斯"这速度还行吗？"彼得斯回他"太慢了。"想要打击这个新手。

扎托佩克听了就加速跑开，到终点前惬意地向观众挥手，有记者说他就像从公园慢跑回家一样轻松愉快。那天，彼得斯没有跑完。扎托佩克则拿下第 3 块奥运金牌，也创下奥运纪录，比银牌整整快了 2 分 1 秒。

这可能是运动领域的第一个人，在训练时闭气而带来更好的表现。他有自己的一套，而且乐于用别人想不到的方法做实验。他那个年代的美国俄亥俄州田径队教练史奈德（Larry Snyder）说："扎托佩克的跑法全错，但他就有本事赢。"

呼吸少一点，运动表现好一点。尽管有了 3 块奥运金牌的实证，但在 1952 年还是违反专家眼中的常识。

21
从高山稀薄的空气得到灵感

1968 年的墨西哥城奥运会，在运动领域带来很大的挑战。这场奥运会在海拔 2,200 米的高地举办。高海拔、低氧气，让中长距比赛选手的成绩普遍下降。这当然会刺激选手和教练设法提高体能，来争取更好的纪录。

一些体育项目开始采用高地练习、缺氧训练，让身体适应低氧的状态，以及激烈代谢带来的高二氧化碳浓度。十几年后这股风气进入田径项目，巴西著名教练奥利维拉（Luiz de Oliveira）也结合闭气的技巧来训练选手。

我还在巴西的时候，在巴西利亚大学看过这位教练的学生跑步，也就是后来很有名的克鲁兹（Joaquim Cruz）。那时我 18 岁左右，在体育场看到一群人围着一个年轻人。就是他。

我从来没看过谁能跑这么快。

他跑起来就像一匹马，跑到 400 米时，比其他人领先 50 米。他跑完 800 米，和后面的人距离已经拉开超过 100 米。这张巴拉圭的邮票，画的就是他在 1984 年奥运会跑 800 米项目的样子。

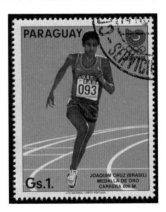

他跑步时一点都不喘。跨步很大，一步是别人的 2 倍长。脸和肩膀非常放松，跟别人都不一样。整体的动作流畅优雅，甚至可以说是很慢。这么跑，却可以比任何人快。看到这样的运动员，我自然会好奇他受训的经过。

　　　　　　　　　　　　　　　　　　　呼吸，为了疗愈

克鲁兹当时 15 岁左右，他在 12 岁时被奥利维拉发掘，说服他从篮球转向 800 米和 1,500 米跑步项目发展，也很快就跑出成绩。他拿奖学金到美国犹他州读杨百翰大学并受训。没多久，他们就转到俄勒冈大学继续训练。

奥利维拉要求选手每星期进行 1 次闭气练习，包括闭气跑步超过几十米，或在训练的最后 30 米闭气来模拟比赛的疲劳状态。

一同受训的运动员有巴西选手、也有美国选手，包括后来获选美国田径名人堂的德克尔（Mary Decker）。她和克鲁兹在 800 米和 1 英里项目创下 6 项世界纪录。

德克尔（右图首位）在 1984 年洛杉矶奥运会女子 3,000 米项目也备受瞩目。那个年代非裔选手还没崛起，田径领域都是由来自东欧、苏联的运动员称霸。26 岁的她前一年刚拿下世界锦标赛 1,500 米和 3,000 米项目冠军，是第一位有望奥运夺金的美国选手。再加上奥运会在洛杉矶举办，自然抓住了全美的注意。

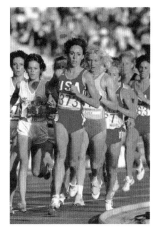

没想到，德克尔被从南非代表英国参赛、赤脚跑步的巴德（Zola Budd）在超前时意外绊倒。她摔出跑道、流着泪被抱离运动场的画面揪住了大家的心，谁对谁错也引发许多争议。她代表美国得过多项世界冠军，1983 年在女子 1,500 米项目创下的世界纪录 32 年无人超越，唯独和奥运金牌没有缘分。她跌倒的一幕在 2016 年拍成纪录片 The Fall，又掀起了一阵话题。

1984 年洛杉矶奥运会，克鲁兹也代表美国出赛，如大家所看好的，打破当时的奥运纪录拿下 800 米金牌。但 1,500 米准决赛时，他因为感冒而无法出赛，也就此错过了再一块奥运金牌的机会。

我对运动员怎么达到最好的状态本来就很感兴趣，自己也有一些体会。后来从培训的报道才知道他们做高地训练、无氧训练，包括闭气练习。

运动时，身体代谢是旺盛的，体内二氧化碳浓度自然会高起来，氧气也用得很快。平时练习闭气，可以提高身体对高二氧化碳和低氧状态的耐受度，完全是合理的。

这对我是很重要的提醒：如果这种训练对世界顶尖的选手都有帮助，对一般人的帮助是更大。我在前几章已经带出一些温和的闭气练习，只要去体验，我相信你会得出自己的结论。

22

连运动时，也把呼吸降下来

科学这个领域的人有很可爱、很认真的一面。

就像我当时很好奇，没想到呼吸竟然对比赛的状态有那么大的影响，接触医学时自然一直在找解答。运动科学的专家也一样，一旦意识到闭气是影响训练效果的因素，也会想办法找出闭气的原理和执行的关键。

原本的闭气训练，是吸气后闭气运动。这听起来很合理，也比较安全。但如果是要帮助身体更能适应低氧状态，那么，吐气后再闭气运动，能不能让身体的氧气浓度更低？而更接近选手在高山低氧的情况？

答案是：可以。透过妥当的规划，仔细安排强度和频率，呼气后闭气运动的培训法，能帮助选手适应低氧的状态，改善成绩，而让运动的疲劳可以晚点发生。

对顶尖的专业选手，哪怕只是小到 1% 的差异，都可能是胜利的关键。当然这样的训练要建立在一定的体能基础上，包括一个人的肺活量和运动条件。有专家建议自然憋气时间达到 40 秒，才适合进行激烈的运动训练。

再进一步，既然训练时可以透过闭气降低呼吸量来达到效果，在比赛时不用嘴巴大口呼吸来满足想吸气的冲动，而是尽量用鼻子进行更慢的呼吸，是不是能表现更好？

牙买加裔的美国选手理查兹（Sanya Richards-Ross）打破了所有人的印象，证实这个想法不但可行，而且还可以拿到无数的奖牌。

有她的赛场，大家很难不注意到类似的画面：和她竞争的选手每一个都是张开嘴巴呼吸，表情看来是正在承受强烈的身体痛苦。而理查兹则是嘴巴闭得紧紧，完全看不出内心的波动，平静地跑完，拿到冠军。

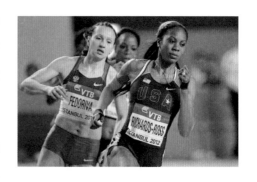

理查兹拿过许多世界大赛冠军。光是奥运会，她就有4块金牌，各是2004年雅典奥运会、2008年北京奥运会、2012年伦敦奥运会的女子1,600米接力，以及2012年伦敦奥运会的女子400米项目。

我自己喜欢运动，也鼓励大家尽量试着在运动时将嘴巴闭上，改用鼻子呼吸。这么做，即使一开始不太适应，但很快就能体会到运动后的疲惫减轻了。

一般来说，运动时，随着强度增加，呼吸自然会加快。如果是嘴巴呼吸，很容易就进入过度呼吸的状态，而在运动过程和运动后感到很不舒服。一般健康的人只要用嘴巴呼吸几分钟，心电图就会出现异常。激烈比赛时，绝大多数选手都是用嘴巴呼吸，当然为心脏带来很大的负担。体育赛事的心脏骤停死亡案例，有80%的选手事前根本不知道自己有心脏异常的问题。

如果只用鼻子呼吸，呼吸再怎么加快，到一个地步就不会再更快，而这样的呼吸量比嘴巴呼吸的量少得多。甚至有些人在提高运动强度时，保持鼻子呼吸的话，他的呼吸速度反而会变慢。

专家在做了长期的观察后，结论是：运动时用鼻子呼吸可以增加耐力，减轻剧烈运动的费力感，运动后的恢复情况也更好。

鼻子呼吸能将氧气更妥当地被组织和器官运用，减少乳酸的形成和疲劳，这可能在需要耐力的项目得到优势。运动时用鼻子呼吸，也对身体承受的体力消耗程度加上一层限制，让运动员不至于过度运动、过度呼吸，而让心脏负担重到危险的地步。

当然，我知道"在运动时，保持鼻子呼吸"是相当违反一般人运动经验的建议，即使懂了背后运作的原理，也需要一些时间来适应。但从运动训练的实务来看，改用鼻子呼吸，可以减轻剧烈运动后的疲惫和脱力感，也可能会稍微提高运动表现。

23

现在，就可以把呼吸变慢

虽然说了这么多把呼吸放慢、减少的好处，而且连最顶尖的运动家都这么操作，但我知道有些朋友还是有顾虑，担心如果把呼吸频率降下来，会少掉许多空气。

这一点，我完全可以理解。就像我当初在《真原医》想谈断食，马上引发一些朋友的担心。一直到《疗愈的饮食与断食》也有科学的证据来支持断食的好处，才把断食的观念真正打开。许多朋友明白不吃反而带来身体更深的净化后，也开始尝试，而得到很好的效果。

一样地，想到让呼吸量少一点，甚至闭气，当然难免有恐惧。然而，我们只要去尝试就知道，光是把呼吸放慢，不知不觉，呼吸也会变深。你吸进的空气不光不会减少，甚至还可能更多。

你可以坐在镜子前面，一边尝试，一边观察自己。

首先，不需要刻意放慢呼吸。用平常习惯的方式进行，观察呼吸时上半身的哪里在起伏？

一般人平常的呼吸偏浅、偏快。你可以观察到上胸、可能还有肩膀随着你的呼吸微微起伏。如果你同时计算次数，这时候的呼吸大概会落在 1 分钟十几次到 20 次左右。

接下来，你开始试着放慢呼吸。让自己吸气 3 秒，吐气 3 秒。适应了，拉长变成吸气 4 秒，吐气 4 秒。然后，吸气 5 秒，吐气 5 秒。这时候，你已经落在一个很稳定的步调——1 分钟 6 次的呼吸。

呼吸的步调有一部分是可以让我们自己调整的，而在没有刻意去主导时，一部分是由脑部直接掌控。

呼吸，为了疗愈

帮助自己放慢呼吸

不需要刻意压住呼吸，只是用原本的步调，重复几次吸气，吐气。

接下来，把每个吸气、吐气稍微延长。

在心里默数，吸，2；吐，2。

重复几次，让步调稳定下来。

稳定后，再稍微延长一点，在心里默数，吸，2，3；吐，2，3。

重复几次，让步调稳定下来。

稳定后，再稍微延长一点，在心里默数，吸，2，3，4；吐，2，3，4。

重复几次，让步调稳定下来。

稳定后再稍微延长一点，在心里默数，吸，2，3，4，5；吐，2，3，4，5。

用这个方法，你可以很轻松把自己带到 1 分钟 6 次的呼吸，不会感觉到必须把呼吸立即放慢的压力。

脑部掌控呼吸步调的区域，跟合成去甲肾上腺素的蓝斑核（locus coeruleus）直接相通，与一个人的注意力、清醒程度和压力有关。

科学家让小鼠掌控呼吸规律的脑区神经元产生基因缺陷而失去功能，发现小鼠还是可以呼吸，只是步调非常慢，也一直处在深度放松的状态。这和我们对自己的观察是一致的，呼吸速度会影响脑部活动和清醒程度。把呼吸慢下来，会引发深度放松的感觉。

我之前透过《重生》带出来的谐振式呼吸，就是从 1 分钟 6 次开始进行的。它的作用，我会在后面的章节多谈一些，但你可以先熟练它，作为一个随时的练习。1 分钟 6 次的这个步调是慢，但不会太慢，刚好落在交感神经紧绷和副交感神经放松作用的平衡点上，让人在生活中可以稍微放松，同时维持运作需要的注意力。

呼吸慢下来，你可能也体会到吸气时，光让气体停留在上胸是不够的。随着缓慢的吸气，肋间肌和横膈膜的肌肉都在往下推进，而吐气的时候，这些肌肉也在帮你挤压胸腔。你自然会观察到，随着呼吸，腹部会有微微的起伏。吸气时，肚子微微隆起。吐气时，肚子微缩。

从胸式呼吸到腹式呼吸，其实是呼吸慢下来自然的结果，倒不是刻意操控腹部肌肉所达到的。

用放松的心情去进行，是所有呼吸练习的关键。

24

慢也很好，少反而多

我们吸进去的新鲜空气要确实抵达最末梢的肺泡，也就是前面提到肺部的气体交易所，才能有效地和进入肺部的血液进行交换。让氧气与血红素结合进入血液，并让血红素放下二氧化碳，交给吐气带走。

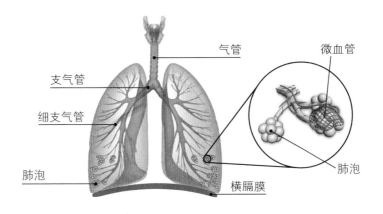

只有肺泡是能进行气体交换的部位。新鲜空气从鼻腔进入气管、支气管，这一路经过的组织并没有气体交换的作用。如果肺泡因为生病而纤维化或萎缩，也无法进行气体交换。

所以，并不是呼吸愈快，就能得到愈多氧气。首先，每次呼吸的新鲜空气要抵达肺部下方，才是可以作为交换的气体。其次，停留在气管和支气管的空气，也不会进入组织。就像我们开车走高速公路会经过许多地点，但都只是路过，并不会在这些地方停下来消费。真正进入肺泡的气体量，其实是进入肺部的空气总体积减去路过呼吸道的流量，才能做有效的气体交换。如果一个人的肺部因为病毒感染或其他原因受损，能有效进行气体交换的肺泡就更少了。

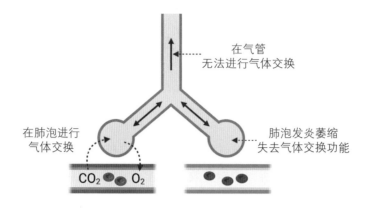

在气管
无法进行气体交换

在肺泡进行
气体交换

CO_2 O_2

肺泡发炎萎缩
失去气体交换功能

可以这么说，光是把呼吸慢下来，让新鲜空气在肺泡停留久一些，已经能提高呼吸的效率。更别说呼吸变深，新鲜空气更能够抵达下胸充满肺泡和血液的部位，而有利于气体交换。

我看到一位呼吸的专家麦基翁（Patrick McKeown）作了一个简化的估算，虽然不那么符合医学精确的定义，也可能低估了肺容积，但相对比较容易理解。我也把它整理如下。

他在计算前做了这样的假设：将整个肺的容积以 1 升（L，1,000 mL）计，而不能进行交换的无效空间以 150 毫升（mL）计，像是气管与支气管。从这个假设出发，来估算一般上胸式呼吸、中等呼吸、横膈膜慢呼吸的吸气量：

☆ **一般偏快、偏浅的上胸式呼吸**

一般人平常的呼吸速度大约 1 分钟 18 次，先用 1 分钟 20 次来算。这种上胸式呼吸用不到 1/3 的肺部容积，1 次吸入的空气量约 300 毫升。这一来，每次呼吸能进入肺泡的量为 150（300 － 150）毫升。

1 分钟的总吸气量为：

$$20 \times 300毫升 = 6,000毫升 = 6升$$

有效吸气量为：

$$20 \times (300 - 150)毫升 = 3,000毫升 = 3升$$

☆ **稍微慢下来，但还没能完整运用横膈膜来推进呼吸**

让呼吸慢下来一点，1 分钟 12 次，肌肉比较放松，吸入的空气量会大一些，也许可以充满半个肺部 500 毫升，每次呼吸能进入肺泡的量为 350（500 － 150）毫升。

1 分钟的总吸气量为：
$$12 \times 500毫升 = 6,000毫升 = 6升$$
有效吸气量为：
$$12 \times (500 - 150)毫升 = 4,200毫升 = 4.2升$$

☆ **慢呼吸，充分运用横膈膜**

如果能让呼吸更慢，1 分钟 6 次，也就是我前面教过的谐振式呼吸。做得熟练之后，自然能完整运用横膈膜和肋间肌来推动，而可能让吸入的空气充满整个肺部。每次呼吸能进入肺泡交换的量为 850（1,000 － 150）毫升。

1 分钟的总吸气量为：
$$6 \times 1,000毫升 = 6,000毫升 = 6升$$
有效吸气量为：
$$6 \times (1,000 - 150)毫升 = 5,100毫升 = 5.1升$$

从他的估算来看，呼吸次数变少、变慢，反而带更多新鲜的空气到肺泡，而可以真正用来气体交换，再进一步送到身体内需要氧气的组织和器官。

即使保守一点，只看呼吸从 1 分钟 12 次降到 1 分钟 6 次的差异，就可以看到，将呼吸慢下来，所带入的有效新鲜空气量整整多了 20%［（5.1 － 4.2）/4.2 ≈ 21%］。跟一般偏快的浅呼吸相比，可以多带入 70% 的新鲜空气。

　　慢也很好，少即是多。这个原则，放在呼吸这个主题上可能也说得通。一样地，我还是希望你亲自去尝试、去体会，得出自己的结论。

25

主动调整呼吸，避免失衡继续累积

前面谈到让呼吸少一点，其实作用和闭气练习是相通的，也就是不要让二氧化碳排出那么快。血液留有一定浓度的二氧化碳，也就让前面讲的碳酸氢盐缓冲系统的平衡往右移动，增加酸而可以减轻血液碱化的冲击。

$$CO_2 + H_2O \rightleftharpoons H_2CO_3 \rightleftharpoons H^+ + HCO_3^-$$

从长期运作来看，与过度呼吸相比，呼吸少一点是比较好的。如果能保持鼻子呼吸，那是更好。将呼吸量减下来，可以守住血液的二氧化碳浓度，帮助血红素将氧气带到各个器官，提高身体运作效能。此外，鼻子呼吸也能帮助我们充分吸入一氧化氮。这方面的原理和好处，我会在后面多提一些。

让我再用一个实例，说明身体运作怎么来来回回守住二氧化碳和酸碱值的恒定。

运动会让身体大量消耗氧气，同时产生过量二氧化碳，使血液和体液偏酸。血液里氧气、二氧化碳、酸碱值的变化本身就是一个重要的信息，而会刺激脑部的呼吸控制中心，自然让呼吸加快、进出的空气量变大，将氧气带入，并把过多的二氧化碳尽快带去，让血液酸碱值提高，尽量保持在正常范围。如果实在太喘、呼吸量过大，导致血液开始偏碱，化学受体一样会把讯息带回脑部的呼吸控制中心。脑会发出指令让我们呼吸慢下来，留住血液的二氧化碳，而将酸碱值维持住。

值得注意的是，脑部还有其他区域，包括过滤信息的网状激活系统（reticular activating system）和掌控情绪的边缘系统，也会调控呼吸。这说明了为什么愤怒、焦虑、忧郁等情绪和人的认知，对呼吸立即有影响，这是我们很容易注意到的。可以说，呼吸除了反映代谢，也反映了身心状态，包括清醒、睡眠、疼痛、自律神经兴奋程度和情绪。现代人呼吸的失调离不开情绪，要调整情绪，让身心稳重下来，其实也离不开呼吸。

运动员透过闭气进行训练，包括平时和运动时都将呼吸量降下来，除了提高身体对缺氧和二氧化碳浓度的适应力，二氧化碳高起来还有放松血管、增加组织得到氧气的效果。这对身体运作会是比较顺的状态，长期下来运动后不容易疲惫，体能也会变好。

呼吸减少、呼吸慢和闭气训练，提供体内二氧化碳和组织氧气量

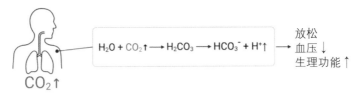

当然，面对代谢的压力，即使我们什么都不做，身体也会自行用肾脏的排泄等方式来平衡，将体液酸碱值尽量维持在 7.4 上下。只是这些额外的平衡措施（也就是所谓的代偿）长期过度使用，可能成为身体的负担，并造出慢性病，影响心脏、肺和其他器官的运作。

如果我们能主动透过呼吸来调整，不要让失衡累积到难以收拾的地步，无论从短期的专注、体能、情绪状态，或从长期的代谢负担来说，都是比较好的选择。

26
鼻子，是呼吸的第一道防线

鼻子呼吸，本身就是一个降低空气进出量的限制手段，而能避免前面提到的呼吸太多带来的问题。

鼻子是一个特殊的器官，但我们对它功能和结构的了解可说是少之又少。近年愈来愈常见的手术治疗，更突显了我们可能忽略了它的重要性。

首先，鼻腔的空间比我们以为的还大，口腔上颚以上、眼窝以下的空间都是鼻腔。这个空间的复杂结构会带来阻力，让空气进出速度慢下来，而让外头干冷的空气不至于长驱直入。

空气进入鼻子后，要通过由鼻甲造出来的弯弯曲曲的鼻腔空间。就像一大队人马从大马路进入小巷，步调自然会慢下来而在小巷待久一些。在鼻甲空间慢下来的空气，停留久一点的同时，也就顺便被鼻子增加了温度和湿度，接下来进入气管和肺部不至于造成太大的冲击。这在特别冷或特别干燥的环境，是有必要的缓冲措施。

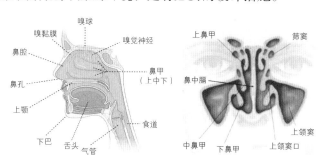

即使借用第 24 章偏低的估算，透过呼吸每小时吸进鼻子的空气就有 6 × 60=360 升，而一整天下来可以多达 360 × 24=8,640 升。这么大

的气流量，在通过鼻腔这么一点点空间的过程就要得到温度与湿度，这个程序的工作量是不能小看的。

一般情况下，我们鼻腔内部的黏膜已经适应居住地空气的湿温度，而可以在这种气流量下继续运作。但只要我们到外地旅游，特别是到比较干燥的地区，鼻腔就很容易出血。这是黏膜因为空气太干燥而干裂出血的缘故。

鼻子呼吸可以增加吸入空气的湿度，不只能减少干空气进入身体造成的冲击，可能还有让细菌与病毒失去活性的效果。

气流速度降下来，除了让进入的空气在温度和湿度不要有太大的落差，减轻病原体的毒性，也能延长空气在肺部停留的时间，让新鲜含氧的空气能够有足够的时间抵达最末梢的肺泡，停留久一点并完成气体交换。

鼻子本身可以过滤空气并清除病原体。鼻黏膜的黏液和微小纤毛也会拦截空气里的细菌、病毒和微尘颗粒，进一步将它们送到喉咙和胃里去消灭活性或杀死，而让这些小东西不会进入肺部。

如果我们把自己变得像这些小颗粒这么小，就会看到鼻黏膜将细菌、灰尘这些小颗粒送进去的方式，就像是热门演唱会或球赛观众席的波浪舞，鼻黏膜上的小颗粒顺着波浪一路往内，直到进入喉咙和胃被酸消灭为止。

鼻黏膜的波浪舞没有停过，微小纤毛的扫动每分钟移动小颗粒不到 1 厘米远，但一整天带动的距离可以长达 60 米。放大来看，纤毛的摆动其实很快，1 秒 15 次。而且，就算你倒立站着，重力也影响不了纤毛的摆动，黏液和里头的小颗粒还是会往胃里去输送。

也就是说，习惯只用鼻子呼吸，可以帮助减少感冒、流感和肺炎的发生率，这是鼻子对呼吸道的保护作用。

我在《不合理的快乐》提过一个研究，受试者填写问卷评估自己的幸福感和所承受的压力强度，然后在鼻腔接种会导致感冒的病毒。

你可能还记得，这个研究的发现是，比较快乐、自己认为压力不大的人，接种病毒后感冒的概率较低，这表示好的免疫功能离不开快乐的心情，而一个人遇到事不会小题大做，也会连带有比较好的保护力。

但有意思的是，无论快不快乐、压力大不大，所有被接种病毒的受试者还是只有 37% 感冒。这表明了什么？其实是，大多数人本来就有能力抵抗进入呼吸道的大量病毒。

这个结果超过了科学家的预期。本来的假设是所有接种病毒的受试者都会被感染才对，但整体来说，至少有接近 2/3 的受试者根本不受影响，就好像病毒不是病毒似的。

所以，不光是快乐的心情可以带来好的免疫功能，而且大多数人天生就有能力抵抗病毒和呼吸道感染。想想这几年的 COVID-19 疫情，其实有 30%~80% 的病毒感染者没有症状。

人并不像一般以为的那么脆弱。

27

鼻塞也许是身体在试着修复鼻黏膜

鼻腔内部的黏膜相当有意思，它既像皮肤一样需要接触外在环境，但又比皮肤多了许多腺体。

我们有时早上起来，接触到空气里的微小粒子，就开始打喷嚏、流鼻水。这是因为身体正在试着清除过敏原、毒素和废物，让异物不会更深入呼吸道。而这样的清理，少不了鼻黏膜的作用。

现在愈来愈多人有鼻塞的问题，其中许多人是慢性鼻炎。鼻炎是鼻腔黏膜的血管和腺体产生的一连串发炎反应，症状包括鼻塞、流鼻水。也有些人会不断打喷嚏，甚至鼻涕倒流。许多人因为鼻炎造成严重鼻塞，整天都不自在，而让工作、睡眠、学习、生活受到影响。

但除了鼻炎，其实我们每天都会鼻塞，只是不见得长时间影响呼吸，也就被忽略了。

鼻腔中的鼻甲（也就是鼻肉，覆盖鼻孔和鼻腔的海绵组织）有湿润、调节温度、过滤空气、控制气流和感应气流等作用。鼻甲也能保护鼻内黏膜，帮助黏膜休息及再生。

你可能看过一些传统的房屋，从外面进到屋里有一道又一道的大门和小门来分隔空间和内外，方便主人招待客人，也让住在屋里的家人有足够的隐私。我们鼻子内的空间也是一样的。

每种动物有很不同的鼻子形状和内部结构，而人类的鼻子有 3 对鼻甲：下鼻甲、中鼻甲、上鼻甲，在鼻腔分隔出多重的空间，让调节空气温湿度、产生嗅觉、保护嗅球等等事务都有专门的空间可以处理。

前面计算过，一般成年人的鼻腔 24 小时要处理近万升的空气，如果鼻腔黏膜没有替换和修复，很快就会失去功能，难以运作。

1895 年，德国医生凯泽（Richard Kayser）注意到一个现象，他称为鼻周期（nasal cycle）。在白天清醒的时候，两个鼻孔中的一个会因为鼻甲充血而有点堵塞，而另一个鼻孔则保持通畅。两个鼻孔会轮流充血鼻塞，大约过 1～4 小时就交换过来。

关于这种鼻周期，有一种说法是，让两个鼻孔的内腔各自轮流得到休息。充血的那侧黏膜可以休息和再生，而让没有充血而通畅的另一边进行主要的呼吸工作。一段时间后，再交替回来。

凯泽的年代没有妥当的医学影像技术，但现在有。这张图是人脸正面的核磁共振图，你可以从图片里看到，左侧的鼻甲（灰色处）明显比右侧大，留下的空间就小得多。这就是鼻周期正在运作的现象。

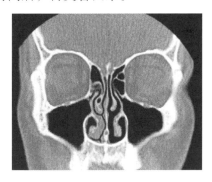

西医到 19 世纪才注意到鼻周期，然而，就我所知，印度最古老的瑜伽经典早就谈到了鼻周期。这一点，我会在这本书后面再多谈一些。

读到这里，我相信你已经开始好奇，想知道自己是不是真的轮流鼻塞。

其实一个小小的动作，就可以知道当下哪个鼻孔比较畅通：你将食指平摆在两个鼻孔前，正常呼吸，没几秒就可以从气流的强度体会出来。

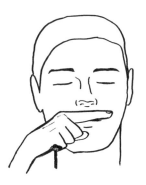

当然，你也可以用手指堵住一个鼻

孔，鼻子吸气，然后堵住另一个鼻孔，吸气。从吸气的顺畅度，你也能知道哪个鼻孔比较畅通。

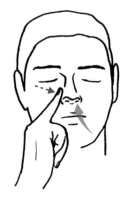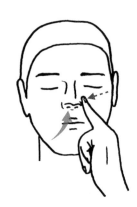

许多其他因素，包括姿势、温度差异、空气里的刺激物、饮食和压力，都会影响鼻甲的状态。举例来说，我们趴着按摩时，有时候也会发现自己鼻子塞住了。只要换个姿势，鼻塞通常也就消失。

愈来愈多人有鼻塞的困扰，除了呼吸不顺，还会造出张嘴呼吸和过度呼吸的问题。我在这里要提醒：若要取回呼吸的通畅，别忘了我们自己本来就有这个能力。

举例来说，让身体动起来，可以在几秒到几分钟就让鼻子畅通，促进气体交换和体内组织取得氧气。这种透过运动让呼吸畅通的效果，可以持续到运动后 30 分钟。此外，让身体接地，像是光脚走路，也有助于鼻子畅通，让人呼吸轻松起来。

接下来，我会谈一个让鼻子保持畅通、又保持抵抗力的机制。它离不开鼻子本身，也离不开轻轻松松的慢呼吸。

28

现在，用鼻子深深吸一口气

谈到鼻子呼吸带来的抵抗力，你大概想不到会跟炸药有关。

炸药不光可以炸开岩石，里头的成分进入人体后，还有打开血管的效果。就在刚刚，你透过鼻子吸进的这口气，不只带入了氧气，还包括了这种有扩张血管作用的分子。

中国人在 7 世纪发明火药，主要作为兵器和烟火使用。后来欧洲人有了制造坚固炮管的方法，也一一发现威力更强大的炸药，例如硝化甘油。

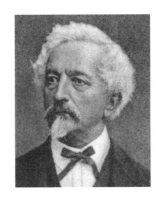

硝化甘油，在 1846 年被意大利化学家索布雷洛（Ascanio Sobrero, 1812～1888）合成出来。它很容易挥发，又会爆炸，威力是普通火药的好几倍。这个新物质让索布雷洛很困扰，他在巴黎实验室处理硝化甘油而爆炸受伤后，再三警告同事远离这种奇怪的物质。

尽管这么小心，但那个年代的优秀科学家对新发现的物质还是充满好奇。因为好奇，他们都会做一件事，索布雷洛也做了。他尝了尝硝化甘油，看它对身体有什么影响，结果发现这种物质会让他头痛。

硝化甘油有血管扩张的作用。索布雷洛发现这个物质的 40 年后，开始有医生用它治疗心绞痛和慢性心衰竭，这两种都是因为冠状血管变窄而导致心脏疼痛的疾病。到现在，医师仍然会开立少量硝化甘油来治疗这些病症，但高剂量的硝化甘油反而会让血管收缩。也许是这样，才会让索布雷洛头痛。

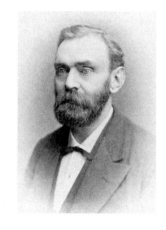

至于把硝化甘油做成炸药，则和另一位化学家有关，就是后来大家都知道的瑞典化学家诺贝尔（Alfred Nobel，1833～1896）。

诺贝尔在巴黎时，与索布雷洛在同一个实验室，也熟悉硝化甘油的性质。回到瑞典老家后，诺贝尔在家族经营的金属工厂开发了一种可以安全引爆的炸药。就像这张图画的，将不会爆炸的材料泡在硝化甘油、加上封套保护起来，里头埋入雷管，再接上足够长度的引线，让点火的人有足够时间在爆炸前逃跑。

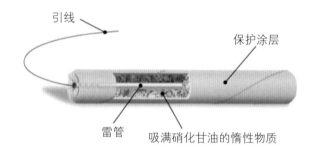

诺贝尔得到庞大的财富和名气，无论采矿、大地工程、武器、弹药都用得上他的发明。1888年，诺贝尔的弟弟在法国戛纳意外身亡。当地报纸误以为死者是他，在报道里提到死者是靠炸药和杀人武器致富的商人。

这篇报道为诺贝尔带来很大的刺激，他不愿被人说成军火贩子，也希望证明他对和平的向往。他开始思考这一生要留下什么，最后捐出大部分财产设立诺贝尔奖，每年颁发给在生理学或医学、化学、物理学、文学与和平领域有杰出贡献的个人。

诺贝尔有心脏病，但硝化甘油的爆炸性质让他有很大的顾忌而不愿接受药物治疗，于是他的疾病愈来愈严重，1896 年死于中风。

即使到现在，硝化甘油仍然是治疗心绞痛和慢性心衰竭的常用药。但和许多药物一样，长期使用可能会产生耐药性，愈用效果愈差，必须用更多才能有一样的放松血管效果。

当年接触硝化甘油的工人常发生"星期日心脏病"，也是一样的道理。工人上班接触少量硝化甘油，可以放松血管，原本的心血管问题也就被缓和了。但星期日休假，工人不会接触到硝化甘油，少了放松血管的作用，有些人的心血管问题突显出来，也就心脏病发作。

硝化甘油可以放松并扩张血管的机制，是隔了许多年以后才厘清。原来是因为硝化甘油在体内可以转化成一种气体——一氧化氮。

一氧化氮，也就是你刚刚从鼻子吸气时，跟着新鲜空气一起进入呼吸道、肺部深处的分子。现在你知道了，它能帮你放松血管和支气管。

29

扩张血管、放松呼吸的气体分子：一氧化氮

一氧化氮是很活泼的分子。它本身是自由基，很能跟周边的分子反应，而破坏掉这些分子。这种破坏力有好有坏，好处是能用来对抗病原，但过量时就和活性氧一样，反而伤害身体组织、导致衰老。

尽管如此，血管内皮组织所产生的少量一氧化氮，反而会让血管的平滑肌放松，而让血管扩张。

弗奇哥特（Robert F. Furchgott）、伊格纳罗（Louis J. Ignarro）和慕拉德（Ferid Murad）三位，因为指出一氧化氮的作用机制而得到 1998 年诺贝尔生理学或医学奖。但一氧化氮本身比这三位学者更早出风头，1992 年《科学》（Science）杂志就做了一个专刊来谈这个"年度风云分子"。

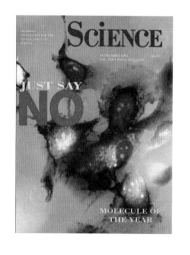

读到这里，你可能想这些经过跟呼吸有关系吗？

有的，前面也提过，只要我们用鼻子呼吸，就离不开一氧化氮的作用。

不久前，科学家才发现鼻窦（也就是鼻腔、眼睛周围的空腔）都在不断合成一氧化氮。

鼻窦是很有趣的空间，而且组成鼻窦空间的骨骼是软骨，也就含着改变的可能。鼻窦的空间在脸前方造出了一种缓冲，而依照这些

　　　　　　　　　　　　　　呼吸，为了疗愈

空间的相对位置，各有各的名称，像落在眼睛之上额骨的额窦，在鼻根蝶骨上的蝶窦，落在眼鼻之间小小空间的筛窦，以及落在颧骨有最大空间的上颌窦。

你可以看着下面这张图，一边用手轻轻按压脸上的这些小空间。在这些小空间里，你吸进的空气会停留久一些。有些鼻窦只有一个出入口，进入那里的空气可能待得更久。这些空间就像是冰原很少有人去的角落，有些甚至接近无菌的状态。为什么有这样的角落，在科学上还是一个没有完全解开的谜。

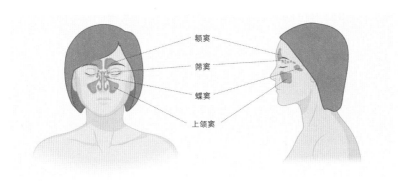

鼻窦内接触到空气的部分，是特殊的呼吸上皮组织。有纤毛，也有一些特化的细胞可以产生黏液和鼻腔特有的物质。其中之一，就是一氧化氮。

就在我们用鼻子呼吸时，一氧化氮会从鼻窦释放到鼻腔，而跟着空气一起被带入气管和肺，在那里发挥血管扩张的作用。除了降低血压，还让血液补充氧气的比例提高大约20%。这连带有保护心脏的作用，因为可以让心脏省力，不用费力将更多血液送进体内。

一氧化氮既然是自由基，我们用鼻子呼吸产生的一氧化氮跟着空气进入气管和肺部，也会发挥它自由基清除物质的作用。科学家也证明一氧化氮在呼吸道，只要有100 ppb①的浓度，就可以带来抗菌、

———————————

① ppb：10亿分之一；ppm：百万分之一。

抗病毒和抗真菌的效果，还有助于活化鼻腔纤毛运动，降低黏液稠度，改善鼻腔黏液功能，清除更多从空气带入的灰尘和病原体。

如果我们用鼻子呼吸，局部一氧化氮浓度可以高达 30,000 ppb。随着深入气管和肺部，一氧化氮的浓度虽然会逐渐下降，但在最容易受病原入侵的上呼吸道还维持着足以杀菌、杀病毒的浓度。

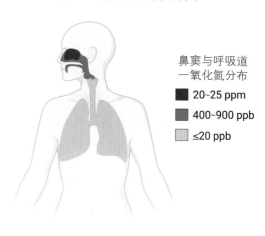

鼻窦与呼吸道
一氧化氮分布
■ 20~25 ppm
■ 400~900 ppb
□ ≤20 ppb

但一个人如果有鼻窦炎、鼻息肉、囊肿性纤维化，体内一氧化氮的量会下降，而提高受感染的风险。

呼吸，为了疗愈

30
愈用鼻子呼吸，鼻子愈容易畅通

前面特别多解释鼻循环和鼻甲的运作，也是希望这方面的理解，能让你在鼻塞而又要适应鼻子呼吸时，能对自己多点耐心，不会那么容易感到挫折。

鼻腔周围空腔的作用，在过去是一个让许多科学家百思不解的问题。现在终于知道它们至少可以制造一氧化氮，而一氧化氮对呼吸道有重要的影响。

除了让血管扩张，一氧化氮还有扩张支气管的作用，让呼吸道变得通畅而减轻过敏和气喘的症状。

一氧化氮只在鼻窦和鼻腔生成，用鼻子呼吸，可以将一氧化氮带到呼吸道内部，但使用嘴巴呼吸也就错过了这个重要的分子。

专家也发现有高血压和气喘的人，通常更容易用嘴巴呼吸，也因此反而更得不到一氧化氮放松血管和支气管的作用。如果让气喘患者用嘴巴大口呼吸，他们的气喘症状还会更恶化。

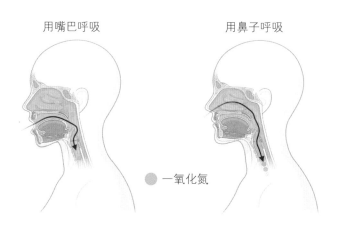

用嘴巴呼吸　　　　　　用鼻子呼吸

● 一氧化氮

我、马奕安博士和几位合作多年的同事，在巴黎巴斯德研究所的科学期刊《微生物与感染》发表了一篇评论，指出鼻子呼吸、一氧化氮和睡眠胶带，对预防或治疗 COVID-19 的健康益处[①]。

鼻子呼吸能诱发一氧化氮，这说明了身体本来就有抵抗流感和一般感冒的能力。我过去一再主张，光是病毒本身并不足以让每个人得上流感或 COVID-19。感染与否，我们自己的防御力可能比病毒的致病力更重要。

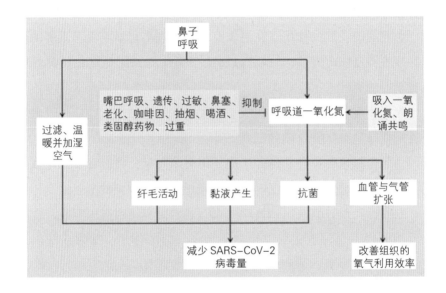

仔细观察，许多人会发现，无论感冒、流感、COVID-19，症状都是在一早起床时最严重。这可能是因为睡眠中连续几个小时的嘴巴呼吸，让血管收缩、支气管收缩、黏膜脱水而影响呼吸道的正常作用。此外，内分泌、代谢和免疫功能的昼夜节律，也自然让身体在早上活化更多免疫细胞、带来更多的发炎反应。

如果睡着了也用鼻子呼吸，不要说能减少症状，甚至连感染概率

① Martel J, Ko YF, Young JD, Ojcius DM (2020) Could nasal nitric oxide help to mitigate the severity of Covid-19? *Microbes Infect*. 22: 168-171.

都可能降下来。

我们这一篇评论，可能是科学领域第一篇提到睡眠胶带可以帮助降低感冒发生率的论文。采用睡眠胶带，其实是让身体在睡眠中维持鼻子呼吸的一种措施。马奕安博士自己就有很深的体会，在使用睡眠胶带前，他每年都要感冒好几次，但每晚使用睡眠胶带后，感冒次数大为降低。我也请他在这本书后面多分享一些他个人的经过。

我们当初写这篇论文时，并不知道诺贝尔奖得主伊格纳罗几天后也发表了一篇类似的文章，强调鼻子呼吸和一氧化氮对冠状病毒的作用[①]。美国和中国也有团队进行临床试验，评估吸入一氧化氮对 COVID-19 患者的效果。然而，对我来说，并不需要额外去吸一氧化氮，只要采用鼻子呼吸，身体会在鼻窦中自然产生它，而随着吸气一起进入体内。这应该是一氧化氮用来对抗 COVID-19 的最佳方法。

长远来看，让自己习惯只用鼻子呼吸，可以让血管和支气管都比较放松，而可以减少过敏、气喘、高血压、心脏病和中风发作。

呼吸道不断合成的一氧化氮，竟然本身就有气喘喷剂和降血压药的效果。就好像身体针对这个疾病早就准备了解药，只看我们懂不懂得去用。

既然鼻窦产生的一氧化氮，可以让血管与支气管扩张，所以如果鼻子有点塞，还是尽量用鼻子呼吸，这反而可以让鼻子早点恢复通畅。

---

3 分钟，陪自己让鼻子慢慢放松

1. 试着用鼻子轻轻吸气，不需要吸满，然后轻轻吐气。
2. 用手捏住鼻子自然憋气。

[①] Ignarro LJ (2020) Inhaled NO and Covid-19. *British Journal of Pharmacology* 177(16): 3848-3849.

3. 憋气时，将头轻轻上下晃，或让身体跟着上下摆动，直到感觉憋不住了为止。

4. 放开鼻子，用鼻子轻轻吸气，轻轻呼气。

5. 憋气停止后的第1次呼吸难免大一些，试着让第2、3次呼吸平稳下来。

6. 一般在2、3个呼吸后，就能让你从刚刚的憋气恢复过来；如果不是如此，那就是刚刚的憋气太久了些，不用憋那么久。

7. 让自己休息1分钟左右，然后再次进行步骤1～4。

8. 这样的练习，可以进行5～6次，直到鼻塞解除为止。

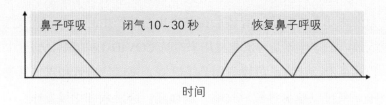

这种闭气练习可以重复几次，直至鼻子恢复畅通。鼻窦内会不断产生一氧化氮，闭气几秒钟会让一氧化氮累积得更多。恢复鼻子吸气时，可以让一氧化氮跟着吸气进入鼻腔，有助于减少鼻塞。

31

朗诵歌唱的共鸣，让身心放松而健康

既然鼻子呼吸时，上呼吸道产生的一氧化氮对健康有很多好处，也自然有人想要知道怎么刺激更多的一氧化氮，帮助身体抵抗病原、放松血管和支气管的肌肉，带给自己健康。

许多人没想到，带动鼻腔和头脸共鸣的朗诵，就可以使呼吸道一氧化氮增加 15 倍。科学家猜测，或许是头脸鼻腔共鸣的振动刺激鼻窦释放更多的一氧化氮。

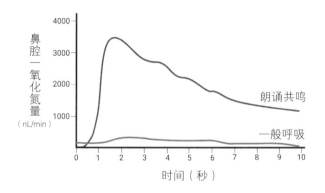

多年来，我在许多公开演讲和共修的场合，都带着大家一起做 Om 的朗诵。即使不谈释放多少一氧化氮、不谈对身体的好处，只要放下身段、把顾虑放开，跟着大家一起朗诵 Om，我相信每位朋友都能亲自体会到一种身心的整合与舒畅。

当然，认真的科学家会去观察这个机制的效果。有一个简单的案例报告就提到，让一位 64 岁的男性每天朗诵 Om 1 小时，并在朗诵后一整天保持鼻子呼吸。4 天后，这位男士的鼻炎就痊愈了。如果朗诵时会头晕，只要降低朗诵强度就可以改善。

运动，则是另一种增强一氧化氮血管舒张作用的方法。许多人都听过，运动可以改善血管内皮功能并预防心血管疾病。

另一种可能增加血液和体液一氧化氮含量的方法，你可能也没想到，那就是多吃蔬菜，像是喝甜菜根汁。蔬菜里的硝酸盐化合物可以在体内转化为一氧化氮，而发挥血管扩张的作用，效果有时不会输给降血压药。

让年老的心衰竭受试者，持续一周，每天喝一份（70 毫升）甜菜根汁，可以降低血压并增加有氧运动的耐力，让他们能进行更长时间的有氧运动。总结各临床实验的结果再进一步分析，也得到类似的结论，也就是甜菜根汁可显著降低血压。其他富含硝酸盐而可以提高体内一氧化氮量的蔬菜还包括芹菜、莴苣、芝麻叶和菠菜。

值得注意的是，从饮食摄取的硝酸盐并不会自行变成一氧化氮，而是需要由口腔细菌转化为亚硝酸盐，才能被人体吸收并转化为有作用的一氧化氮。也就是说，如果希望吃蔬菜来降血压，少不了口腔细菌的帮忙。既然如此，尽量少用含酒精的漱口水，因为它会杀死口腔细菌。有些专家还注意到，使用含酒精的漱口水和高血压有关，而猜测可能是因为少了一氧化氮的生成。从这一点来看，能留下口腔细菌的无酒精漱口水会是比较好的替代品。

这几章讨论下来，我相信已经足够大家认识一氧化氮的作用。要得到一氧化氮带来消毒和放松的好处，保持鼻子呼吸是最容易、也最单纯的做法。如果连运动、睡觉时都能维持鼻子呼吸，那是再好不过。

32

你睡着时会张开嘴巴呼吸吗?

嘴巴呼吸让人口干舌燥,我们除非鼻塞或呼吸困难不得已采用,平时还是会尽量用鼻子来呼吸。但整天下来,难免有一个时段会让人不知不觉放掉鼻子呼吸,那就是睡着的时候。

许多人不知道自己睡着后是嘴巴呼吸,但如果被抱怨会打呼,发现枕头或床单上有口水,或早上醒来觉得口腔、牙齿和喉头很干,嘴巴有异味,整天没精神,非常高的概率是睡眠中都用嘴巴呼吸的缘故。

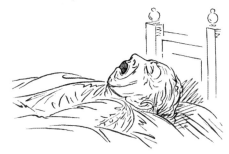

这张图不是为了嘲笑睡觉打呼的人,而是一位 19 世纪的美国律师凯特林(George Catlin)所画的插图,可以说就是他自己的写照。我在《好睡》中提过他,他当时深入北美和中美的原住民区域去探险。那个年代没有相机,他用笔画下了注意到的一切。

他发现原住民的牙齿非常整齐,从不生病,跟他熟悉的城里人完全不同。这些原住民晚上睡觉总是闭紧嘴巴,有些部落的人甚至不愿张嘴微笑,就好像不惜一切代价都要阻止自己用嘴巴呼吸。

凯特林写了一本书论述只用鼻子呼吸的好处,尤其强调在睡着后闭起嘴巴来保持鼻子呼吸。书名原本是《生命的气息》(*The Breath of Life*),他后来将书名改成更直接、更白话的《闭上嘴,救你命》(*Shut Your Mouth and Save Your Life*)。

这个书名和上一页的图一样，讲的就是凯特林自己的经过。他从原住民的生活习惯得到启发，花了一番工夫强迫自己只用鼻子呼吸，也解决了长期的健康问题。他后来活到76岁，是当时平均寿命的2倍，而他认为这完全是学会只用鼻子呼吸的功劳。

后来有许多医生证实，夜间鼻塞、张口呼吸的习惯确实和白天的疲劳与呼吸道感染有关。除了减少组织和器官的氧气供给，张嘴呼吸还会活化交感神经的作用。对身体而言，大口呼吸代表正在面对压力，而需要身体赶快做出打或逃的反应来取得生存。这是身体内建的求生本能，不管外头有没有真实的危险，身体都会这么反应的。

但这并不是适合睡眠休息的状态。

用嘴巴呼吸会让身心进入压力反应、降低睡眠质量，而让人起床后一整天都感觉疲倦。怪不得有那么多人睡了一整晚还是觉得累、总想赖床。

过度呼吸、用嘴巴呼吸不只妨碍睡眠，对日常运作也造出其他不利影响。

鼻子呼吸可以带入一氧化氮，而流速慢下来也让二氧化碳的排出不会那么快。所以运动时采用鼻子呼吸的人，血液里一氧化氮和二氧化碳的量都会比较高，可以让心跳慢下来并且让需要氧气的组织和器官更容易得到氧。

运动时用嘴巴呼吸则不会产生一氧化氮，而且还让二氧化碳排掉更多。这首先会影响心血管的效率而阻碍运动表现，也让氧气更难抵达因运动而缺氧的肌肉和大脑。

过度呼吸也会进一步诱使身体产生肾上腺素、皮质醇这类压力荷尔蒙，并让血糖高起来，预备身体实时做出反应。长期过度呼吸、用嘴巴呼吸，可能会引起压力，让呼吸道和血管紧缩，并降低呼吸道一氧化氮量，而提高感冒、气喘、过敏、呼吸道感染、高血压和心血管疾病的发生率。

33

长时间嘴巴呼吸，影响口腔健康和注意力

养成鼻子呼吸的习惯，可以克服嘴巴呼吸常见的过度呼吸的问题，也可以提高身体的免疫力。但你大概想不到，就连口腔健康也跟嘴巴呼吸有关。

如果一整晚睡眠常用嘴巴呼吸，自然会让一个人轻微脱水，一早起来特别口干舌燥。我们的唾液，除了有酵素可以在咀嚼时多少分解一些食物，还能提供离子帮助口腔里的矿物质做适当的矿化，让牙齿变得坚固。如果口腔总是干的、没有足够唾液，这种矿化会减少，而使牙齿容易被食物和细菌形成的酸影响。

一般人说到小孩子蛀牙，马上会想到是吃太多糖又不好好刷牙，让口腔细菌增生的结果。很少人会特别去留意，长期用嘴巴呼吸对口腔卫生的影响。

有一项研究让受试者戴上可以持续监测口腔酸碱值的设备，并且将他们的鼻子夹住，也就是强迫他们随时用嘴巴呼吸，包括睡着以后也是如此。结果发现，用嘴巴呼吸的受试者，一整晚下来，口腔酸碱值从 7.3 下降到 6.6，而用鼻子呼吸的受试者并没有显著的变化。前面提过，pH 差 1 反映酸浓度 10 倍的变化。以这里的数字为例，pH 值下降 0.7，酸的浓度就提高到 10 的 0.7 次方，也就是 5 倍。

用嘴巴呼吸，口腔环境的酸会高出 4 倍，让牙齿的矿物成分磷酸钙更容易溶出，也影响口腔菌落的生态。与用鼻子呼吸的人相比，用嘴呼吸的人有更多蛀牙和牙周病的问题，口腔味道不好的比例也更高。

许多文化有一种刻板印象，觉得随时张开嘴巴的人比较傻。马

奕安博士也跟我分享，他最喜欢的日本卡通蜡笔小新主角就是这样，时常张着嘴巴，而且容易分心，听不进别人说话。我看了小新的图片，发现这种角色设定很合理。因为小新的脸上没有画鼻子，他只能用嘴巴呼吸，而长时间用嘴巴呼吸确实会影响一个人的注意力。

光是短时间采用嘴巴呼吸，就会让血流量减少、身体缺氧，而可能让人感到头晕，并影响思考能力。科学家已经观察到，维持强烈的呼吸让一个人进入过度呼吸达3分钟，就会降低一般人解题的能力，反应也会变慢。

如果过度呼吸的时间更长，脑部的血液流量减少、长期缺氧，类似的影响会更明显。小孩子长期采用嘴巴呼吸，容易疲劳、心理和认知都受到影响，而与学习成绩差是相关的。

34
习惯性的嘴巴呼吸还影响姿势和脸形

演化专家有一种看法，认为人之所以在地球上胜出，是因为脑比其他动物大得多，而让人类可以透过记忆、推理和整合取得生存，甚至胜过力气更大的动物。当然，人类的生理和结构也自然要调整，才能让脑容量最大化。

只是头脸的空间扣掉脑容量后，留给呼吸的空间变得更小，甚至让呼吸道的入口非常接近食道入口。这使得现代人类很容易有呼吸的障碍，也成为极少数会因为进食而呛到的生物。

我们在日常生活也可以观察到，幼童的脸比较小，而容易张着嘴巴呼吸。一般人随着年龄增加，透过饮食的硬度和咀嚼的力量不断刺激，下巴自然会逐渐宽大，让口腔空间增加，喉头进气的空间变得宽敞，嘴巴呼吸的情况也会减少。

这是脸部肌肉和骨骼经过长期使用的自然结果。只是这和现代人的审美观不符合，也就有许多方法教人不要去刺激咀嚼肌，甚至会教人把牙齿拔掉来保持小脸的外貌。从保持呼吸道宽敞的角度来看，这种为了美观而进行的手术，反而造出额外的呼吸困难。

可惜的是，这一点的重要性，还没有被普遍关注到。

除了因为感冒、鼻窦炎、呼吸道感染导致呼吸道堵塞，有些人呼吸道太窄或口腔太小而让舌头容易堵住呼吸道，也会让他张开嘴巴呼吸。

谈到口腔和脸形，我想岔开来，谈一位牙医的发现。

这位加拿大的牙医普莱斯（Weston A. Price, 1870～1948）多年观察各地原住民，从 15,000 张照片、4,000 张幻灯片、数以千计的牙科纪录、唾液和食物样本整理出一本篇幅很大的书《营养与身体退化》（*Nutrition and Physical Degeneration*），为后来各种主张多吃天然食物的饮食法提供了完整的理论基础。他也透过这些资料，确认了口腔、齿列和脸形的变化与饮食脱离不了关系。

普莱斯是当时出名的牙医，但他有一次为儿子进行根管治疗，没多久后儿子就死于心脏病。人生有这样的经过，当然会让他对自己的专业做很彻底的反省，也不断想找健康和生命的答案。

后来他让侄子当助手，陪他们夫妻走遍世界各地，深入了解瑞士洛书堡山隘、非洲马赛部落、加拿大因纽特人、新西兰毛利人和阿拉斯加美洲原住民的健康与生活方式。他的侄子是国家地理研究员和探险家，陪他们搭上轮船与火车，有些地方只能步行，就这么踏上寻找健康奥秘的旅程。

和前面提到的律师凯特林一样，普莱斯也注意到过着原始生活的人都有一口好牙齿。即使在这些地方，牙医服务和口腔清洁并不普及，当地人蛀牙比例仍然很低。

普莱斯用牙科的专业，非常详细记录当地人的脸部和齿列特征，在当地官员的协助下做了彻底的调查。除了统计蛀牙率，还留下了许多生动的照片。

一个特别的地方是，他注意到原住民饮食习惯、齿列、脸型与健康的关系。当地原住民西化后，放弃了富含肉类、海鲜、动物脂肪和内脏的当地饮食，改用白面粉与糖为主的西式加工食品，蛀牙的情况就变得非常严重。有些人甚至连整口牙齿都会蛀光。

不光影响牙齿，就连脸形都变了。饮食西化的一代，不像他们的父祖辈有一口漂亮、整齐而宽大的牙齿。他们蛀牙率偏高，而且牙齿长得很乱，就好像口腔容纳不下那么多牙齿。脸形也产生明显变化，许多新一代原住民脸的下半往内缩，就像塌掉一样。

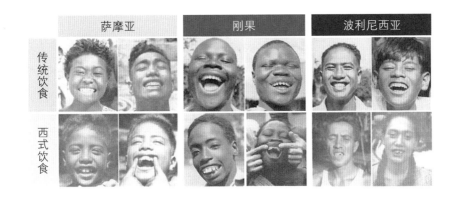

这种脸形的变化，在年轻一代的西方人也可以观察到，就好像脱离了遗传的轨道。在我的观察中，在台湾地区的年轻人也相当常见。我想这和现代饮食文化下，大家爱吃奶昔、燕麦片、面包、浓汤这类软烂而不需要那么多咀嚼的食物，也脱离不了关系。

这种齿列从整齐到不整齐，甚至连下巴和口腔的空间比例都改变的趋势，其实和嘴巴呼吸的人常有的脸部特征，是类似的。

有专家注意到嘴巴呼吸与脸形和口腔结构的关系，他们用猴子做实验，拿硅胶鼻塞堵住鼻子，迫使猴子只能用嘴巴呼吸。结果发现猴子的齿列会变形，牙齿歪扭，下巴内缩，鼻子往前凸，脸形变长变窄。

虽然会改变脸形的具体原因还不清楚，但这种变化和前面提到的多用软烂饮食的人是相近的，而常用嘴巴呼吸的人也有类似的特征。我请马奕安博士将这种对比画出来（见下页图），上半是一般的脸形，下半是嘴巴呼吸的人常见的脸形。他们的鼻梁通常有点歪、鼻窦会变小、颧骨不发达、上颚弓起来、呼吸道变窄。脸也变得比较窄，没有足够的空间让牙齿生长，牙齿不整齐，下巴也有明显的内缩。

为了补偿进气空间不够的问题，许多人不光用嘴巴呼吸，还不自觉地会把头往前伸，挪出一些空间来吸更多空气。长期下来身体姿势也受影响，而造出一种特别的驼背姿势。

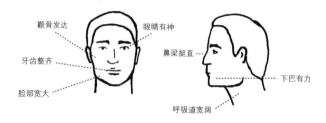

习惯鼻子呼吸的脸部特征

颧骨发达　眼睛有神　鼻梁挺直　牙齿整齐　脸部宽大　下巴有力　呼吸道宽阔

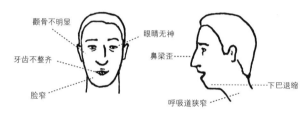

习惯嘴巴呼吸的脸部特征

颧骨不明显　眼睛无神　鼻梁歪　牙齿不整齐　脸窄　下巴退缩　呼吸道狭窄

普莱斯除了观察眼前的原住民，还到秘鲁分析了 1,276 个百千年前的人类头骨，没有一个出现齿弓或脸部变形的现象。这些尚未受现代化影响的传统原住民有完美的牙齿、宽阔的呼吸道和极好的健康状况。

普莱斯所看到的，现代科学家也在其他地方的人类头骨观察到了。尽管这些早期人类从未刷过牙，也没有现在的牙医服务，但没有一个人的牙齿不整齐，而且嘴巴、鼻窦和呼吸道都比今天的人大得多。

从我的角度来看，呼吸不光和口腔与脸形脱离不了关系，而跟饮食（特别是咀嚼的强度）也有很强的相关。

每个时代有不同的氛围，科学领域也是一样。普莱斯在他的年代更关注的是物质的成分。他有自己的实验室，让他能从世界各地寄食物样品回去检测。检测结果也发现在维生素和矿物质含量，加工食品和天然饮食的差异可以高达几十倍。这些丰富的数据自然让普莱斯把重心放在西化饮食的精制糖和白面粉缺乏维生素和矿物质

呼吸，为了疗愈

上头。

类似的口腔特征差异，在凯特林眼中和呼吸有关，而普莱斯将它归因到饮食，而且特别着重于"吃什么"，但同样明显的"怎么吃"，尤其咀嚼强度就被忽略了。

我知道许多医师会建议病人动手术或用牙套来矫正口腔和呼吸道狭窄的问题，但可惜效果通常不明显。可能刚完成时还有点作用，但没多久原本的问题又回来了。对我来说，这也就代表手术或矫正并没有真正从根源解决问题，或者说没从真正的机制切入，而无法彻底恢复鼻子呼吸的习惯。

有些专家认为长期用嘴巴呼吸会改变气流通过口腔的气压，而让舌头没办法平贴上颚，也就让口腔结构变形；只要改成鼻子呼吸并且习惯舌抵上颚，平时用嚼口香糖等方式强化口腔肌肉，就有机会矫正回来。

虽然确切的机制还不明朗，但嘴巴呼吸的习惯，带来口腔和脸形的变化，导致更多的嘴巴呼吸，这个现象的确存在。

35

饮食对代谢带来冲击，进一步影响呼吸

从健康的整体来看，没有哪一个环节可以单独存在，可以不被系统影响或不对系统造出影响。

前面提到，对体内生化代谢环境的酸碱值恒定，24 小时不停的呼吸，冲击是最大的。然而，随着现代人饮食丰富，吃个不停，饮食本身也带来很大的刺激。

一般所称的碱性或酸性食物，指的并不是食物本身的酸碱值，而是食物吃进身体经过代谢对血液酸碱值的作用。

过度加工饮食经过精制，每单位重量的热量特别高。我们摄取高热量的饮食，身体细胞更频繁进行氧化和燃烧程序，造出更多二氧化碳，而将前面提到的碳酸氢盐缓冲系统的平衡往右移动，带出更多的酸。

$$CO_2 + H_2O \rightleftharpoons H_2CO_3 \rightleftharpoons H^+ + HCO_3^-$$

身体内的环境变酸，我们可以透过呼吸将二氧化碳排出，让反应向左移动，而在几分钟内把酸减少。这是前面已经谈到的。

$$CO_2 + H_2O \rightleftharpoons H_2CO_3 \rightleftharpoons H^+ + HCO_3^-$$

当然，从这个角度看，任何饮食进入能量代谢都会产生酸。吃得多，带来的冲击也大。顺道一提，包括剧烈运动和酗酒所产生的乳酸，

都可能在很短时间就造出酸化。

吃得太多，让身体更频繁进行能量代谢，造出更多二氧化碳，也可能会触发身体提高呼吸的机制，想把二氧化碳排出去。不知不觉，我们也就进入了过度呼吸，甚至习惯用嘴巴来呼吸。

如果以同等分量来看，饮食产酸能力的差异是可以比较的。有些饮食产酸的效率很高，也就被称为酸性食物；一些饮食的产酸效率低，代谢的结果不那么酸，虽然称为低酸饮食或非酸饮食比较贴切，但一般会称为碱性食物。

产酸能力和饮食经过的代谢程序有关。产生热量的过程，自然会产生酸。我们可以用带来热量的碳水化合物、蛋白质、脂肪含量来评估一项饮食的产酸能力，也可以看其他成分经过代谢后的性质，能不能抵消热量产生带来的酸性。

一般会被归为酸性的食物，包括淀粉和蛋白质含量高的食物，像是谷物、肉、鱼、贝类、家禽、鸡蛋、奶酪、花生，再加上某些脂肪像培根、坚果和种子，以及咖啡和酒精。

你可能会想，为什么有丰富蛋白质的鱼、猪肉、家禽、奶酪、牛肉、鸡蛋和乳制品会被归类为酸性食物？

这是因为这些动物性蛋白质的甲硫氨酸和半胱氨酸含量比较高，含硫的氨基酸代谢后，会在血液和体液累积氨和硫化氢，而硫化氢会再转成硫酸。这些酸性的代谢物，可以在血液或体液被酸碱中和，也可能需要刺激呼气将二氧化碳排出、造成呼吸性碱化将体液酸碱值平衡回来，或透过肾脏以尿液排出。

过度加工饮食一般都被归类为酸性饮食，包括苏打水、咖啡、含糖食物、面包和谷片都属于此类。热量负荷重，大量吃一定造出代谢的冲击，而让身体承受的压力偏高。过度加工饮食也通常缺乏蔬菜里常见的钾和镁，而其中的食品添加剂如磷酸盐，更强化了这些饮食代谢后的酸性。

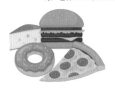

常吃加工食品，促进代谢性酸化

- 高蛋白质（产酸）
- 高磷酸盐（产酸）
- 低钾和镁（低碱性）
- 高热量（高产酸）

　　会被归类为碱性食物的饮食，通常热量不高，而往往富含钾和镁。如果你还记得一点基本的化学课，这些矿物质在水溶液会与氢氧根结合，而让溶液偏碱，或者说不那么酸。一般被归纳为碱性饮食的项目以蔬菜、水果、扁豆、香料为主。

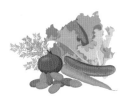

低蛋白质与富含蔬果饮食，减少代谢性酸化

- 低蛋白质（低产酸）
- 低磷酸盐（低产酸）
- 高钾和镁（碱性）
- 低热量（低产酸）

　　营养学家比较古人采集生活的饮食和现代的美式饮食，换算出古人的饮食产酸量为每天 –88 个单位，而现代饮食产酸量为每天 +48 个单位。这些数字的意义是，一个人如果吃美式饮食，相当于 1 天注入 4.9 克的盐酸到血液。可以想见，这样的饮食对体内酸碱恒定带来多大的负担。

　　在因为饮食而带来失衡的几分钟内，身体可以很快调整呼吸来进行代偿。接下来，还有肾脏的反应，像是多排放一些碳酸氢盐到体外，来抵消我们从代谢过程得到的酸。但是肾脏作业的时间，会需要久一些。

　　愈来愈多人用嘴巴，而不是鼻子呼吸。除了现代人强烈依赖用说话来沟通，又因为饮食过量带来代谢性酸化，而不自觉用过度呼吸去平衡。此外，长年食用不需费力咀嚼的加工食品，也会导致呼吸道变窄、呼吸不顺，让人开始用嘴巴呼吸。

也有些专家观察到，糖、甜点、谷物和乳制品等加工食品，会让身体分泌更多黏液而导致鼻塞。这也可能让人更容易采用嘴巴呼吸，来为身体提供更多的空气。

嘴巴呼吸和过度呼吸本身就是身体的一种适应方式。在加工食品让身体酸化后，透过过度呼吸让体液碱化。一来一回，让体内酸碱值尽量维持在中性。

现代人太晚用餐、时常吃过饱，这容易导致睡着后用嘴巴呼吸。以高蛋白质为主食，离不开糖、甜点、谷物和乳制品，饮食重度依赖现成的过度加工食品，确实都增加代谢的负荷，而影响呼吸的习惯。

过度呼吸：修正代谢性酸化的代偿机制

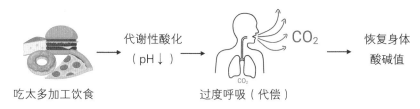

吃太多加工饮食　　　　　　　　　过度呼吸（代偿）

我在《疗愈的饮食与断食》中提醒过，为了减轻代谢负担、促进身体进行自噬作用加强净化，蛋白质应该少吃一点，而绝对不要让蛋白质成为主要的热量来源。

含有过高蛋白质与过度加工饮食的餐点，还可能让体液与尿液长期轻微酸化，而造出肾脏和其他器官的负担。一个人如果每天摄取的蛋白质超过每千克体重 1.5 克，会让肾小球过滤率偏高，长期下来导致发炎而损害肾小球并导致慢性肾病。摄取蛋白质也会刺激身体排出更多尿酸和钙，让尿液柠檬酸盐减少，提高肾结石风险。

有些专家认为过度加工食品含过多盐，也会导致身体酸化，他们认为是因为盐会影响肾脏排酸的能力。但从我的角度来看，过度加工食品本身比盐的影响可能来得更大。

肾脏产生的碳酸氢盐和氨，虽然可以缓冲饮食代谢产生的酸，并在短期内将血液酸碱值维持在 7.4 上下。但长期下来，整体缓冲力还是会下降，并对肾脏造成损害。最后，也可能导致慢性的轻微代谢性酸化。

中国台湾是全世界慢性肾脏病发生率最高的地区之一。将饮食减量，或减少食用容易产酸的饮食和动物蛋白质，可以减轻肾脏的负担。但我遇过许多长年素食的朋友，他们到后来都有肾脏的问题。我也只好一再提醒不要完全依赖黄豆作为蛋白质来源。植物里的凝集素和其他过敏原造出的不耐受、过敏甚至自体免疫问题，可能也和一些慢性疾病，包括肾脏问题，脱离不了关系。

我们观察身边的人，可能还会注意到肥胖和体能欠佳的人多半也会用嘴巴过度呼吸、时常叹气，而主要是上胸式呼吸。现代人普遍吃太多，还不用谈到代谢的层面，腹部的肥胖就已经压缩了横膈膜上下移动的空间。吸不到气，人也就想张开嘴巴呼吸，而容易变成过度呼吸。呼吸道的空间因为肥胖而被压缩，或其他因素也可能造出这个现象。

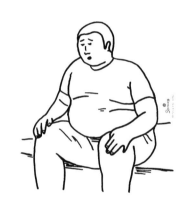

我们知道呼吸过度，会让血液和体液碱化，现代人喜欢吃过度加工食品，也许是无意识的一种将体内酸碱值平衡回来的手段，只可惜到头来可能要付出更高代偿。身体因为错误的呼吸，长期处在运作环境的失衡，生理运作失去效率，而又吃得更多，也就让人体能变差、身形变得更胖。

从整体健康的角度来说，单一因素带来的问题，通常会被身体很快代偿而在短期内平衡过来。但长期、多因素的作用，到了身体代偿不来的地步，也就造出更多的问题。

想吃加工食品，可能是过度呼吸的代偿

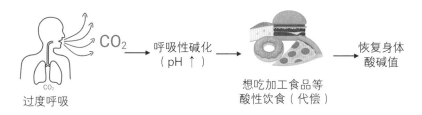

前面谈过，身体有 3 道防线，可以让体内酸碱值维持在一定范围。首先，身体所产生过量的酸，会被血液里的碳酸氢盐缓冲系统吸收，中和酸碱而最终产生水与盐。再平衡不来，就透过呼吸多放出一些二氧化碳，减缓酸化。水分可以透过尿、汗或其他方式排出。最后，处理不了的盐和酸，还可以透过肾脏带到体外。

然而，缓冲系统的容量不是无限，而身体用来代偿失衡的机制即使有比较大的空间，也不可能长期无限地代偿下去。

不妥当的饮食、老化、肾功能失调等等因素，都可能让身体失去维持恒定的能力。长期处于轻度的酸化状态，会让身体去采用更脆弱的资源来试着平衡，像是释出骨骼里的钙和磷来中和酸（1 克的酸会需要 3 克骨骼里的矿物质来中和）而导致骨质流失，提高骨质疏松的发生率。

其他长期的影响包括了肌肉萎缩无力、肾结石、肾衰竭。有营养学家指出，身体如果长期处在饮食导致的酸化状态，通常压力荷尔蒙皮质醇也偏高，而这与胰岛素阻抗、代谢症候群、糖尿病前期脱离不了关系。

失衡，从这里开始，当然也可以从这里修复。

打破这些不良的呼吸和饮食习惯，是减重、改善体能、恢复健康所必需。健康的饮食可以减轻过度呼吸和张嘴呼吸带来的失衡，为健康带来重大的改变。反过来，修正长期的呼吸失调，也自然带动体质和饮食习惯的变化。

36
睡觉也守住鼻子呼吸

如果睡着了还能守住鼻子呼吸，这样的睡眠不光质量比较好，一整天也比较有精神。

问题是：怎么确保睡着了也用鼻子呼吸？

一个方法是采用"止鼾带"，沿头脸绕一圈，将下巴固定起来。但绑住头脸其实很不舒服，有些人会磨破皮肤。绑得太紧可能影响咬合而妨碍睡眠，绑得太松也可能脱落。

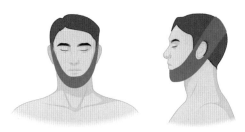

另一个方法比较温和，也不会造出额外压力，也就是睡前用胶带将嘴巴贴起来。虽然听起来有些怪异，但我从自己的观察和实验得到的结论，也就是睡眠胶带反而是安全的。

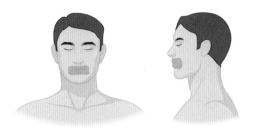

你可以选择适当的胶带，让黏性与力道刚好足够限制嘴巴张开就好。20世纪八九十年代，我接触到一位俄国专家布泰科（Konstantin P.

　　　　　　　　　　　　　呼吸，为了疗愈

Buteyko，1923～2003）的呼吸方法。那时已经知道睡眠胶带的用途，也亲身尝试，知道比止鼾带温和而有效。但因为种种因素，只介绍给几位身边的朋友来使用，没有推广给大众。没想到在写《好睡》时，马奕安博士自己发现了睡眠胶带的好处，于是有了以下的经过：

> 从有记忆开始，我一直都用嘴巴呼吸。小时候尽管睡了一整晚，我早上醒来总是觉得累，精神恢复不过来，有时还会喉咙痛。也总有人说我会打呼，这种情况一直持续到成年后都是如此。

> 身体虽然没什么大问题，但从小有蛀牙、做过根管治疗，每年感冒至少5~7次。现在我知道这些问题都和嘴巴呼吸有关，也不禁会想，要是以前就有人提醒我改成鼻子呼吸，那该多好。但那时的我根本就不知道。

> 有一次，在为杨博士关于睡眠的作品搜集资料时，我再一次读到有人在睡前用胶带将嘴巴贴起来，以避免嘴巴呼吸、减少打呼的做法。这件事我以前试过，但那时候选用的胶带不合适，没能真正贴住嘴巴一整晚，也就看不出效果。但既然又读到了，我决定再试一次……看他们说的对不对！

> 没想到，我这次竟然能让胶带贴一整晚，也就是整晚都没有变成嘴巴呼吸。这一整晚的睡眠，都是靠鼻子呼吸，而在醒来时让我感到截然不同：这辈子，我第一次能睡这么好！

> 我醒来时精神很好，也完全是放松的。头脑清楚得不得了，我感觉很棒！如果再厉害一点，就可以看穿墙壁看见隔壁的东西了！

> 我和杨博士一起用餐，跟他提到我自己用睡眠胶带的经过。他听了觉得很有意思，说他很多年前就注意到睡眠胶带的作用，当天晚上正好可以再体验一次。

隔天，杨博士跟我说"只要胶带材料对了，是可以有帮助的。我们可以设计一个简单的项目，找到合适的胶带材料让更多人可以在睡觉时用看看，让大家自己体验。"

到现在，除非找不到胶带，否则我还是每天晚上在嘴巴贴胶带再入睡。这么做，已经超过5年了。

我也注意到自己一个变化，是一般推广睡眠胶带的人几乎没有提过的：以前我一年要感冒好几次，但现在没有。这5年内只感冒2次，和过去相比真是天差地别。

现在有许多专家都在探讨一氧化氮的作用，看是否能帮助人体抵抗COVID-19和其他疾病带来的冲击。我也将这个经验当作一个案例，写进我们团队2020年发表的论文，并提出使用鼻子呼吸和睡眠胶带可以提高呼吸道一氧化氮浓度，而带来的血管扩张、气管扩张和抗病毒的效果，在COVID-19疫情时特别有帮助。

当然，要在睡前用睡眠胶带封住嘴巴，有些人可能会担心，万一不能呼吸怎么办？

这种联想可以理解，但其实不会发生。即使我们睡着了，呼吸还是会自动进行，并不会说停就停。

我知道对许多人来说，跨出第一步，把胶带贴到嘴巴，并不是容易的尝试。但我想提醒这些朋友，特别是已经知道自己睡着会严重打呼的男士更应该采用。毕竟目前嘴巴呼吸已经变成你睡眠的常态，还会让你怎么睡都恢复不了精神。

甚至对于有睡眠呼吸中止症的朋友，我还是建议至少要试试睡眠胶带。因为目前常用来治疗的正压呼吸器，虽然可以降低呼吸暂停的频率，但并没有办法阻止你在睡眠中继续采用嘴巴呼吸，所以还是会带来伤害。

我读到《新英格兰医学期刊》一篇论文，指出正压呼吸器虽然可以减少每晚呼吸暂停的次数，但患者的心血管疾病发作次数还是没有降低。对我来说，这个落差其实点出了一个可能：真正影响患者生命的，并不是呼吸暂停几次，而是嘴巴呼吸的时间太长。

当然，一开始可能需要尝试几个晚上，才能适应贴着睡眠胶带入睡。不过，哪怕前几个晚上会在睡梦中不知不觉把胶带拿掉，还是要坚持下去。

我还有一点想提醒的，如果你开始使用睡眠胶带，别忘了前面提过的鼻周期，也就是我们两个鼻孔会轮流充血、畅通的现象。如果你侧睡，发现呼吸不顺，可能是刚好压到了比较通的那一侧。这时候，只要保持鼻子呼吸，让比较不通的那个鼻孔多用几次，30秒左右，也就会通畅了。

又如果有鼻塞的情况，别忘了前面提过的练习：吐气后，闭气20～30秒，这时一氧化氮会持续在鼻窦里累积，而在闭气结束后的鼻子吸气，跟着新鲜空气一起进入鼻腔和呼吸道深处，帮助你把鼻塞解开。

最后，对你，睡眠胶带可能还有其他人没提到的好处，就等你亲自去使用！去发现！

4-7-8 入睡呼吸

有一个简单帮助入睡的"4-7-8 呼吸法"相当流行，你可能也尝试过，也可以搭配睡眠胶带一起使用。

要准备入睡前，给自己几分钟的空当。放下手机，贴上胶带，让自己习惯胶带，也习惯安静的时光。

吸气4秒，闭气7秒，然后呼气8秒。重复这个4-7-8呼吸法几次，很快就可以放松下来，而让人自然感觉到睡意。这时，放过自己，去睡吧。

37

改变，从简单的方式开始

简单来说，嘴巴呼吸会让人更习惯嘴巴呼吸，而鼻子呼吸也会让鼻子呼吸变得更容易。怎么帮助大家跳开长期的不良习惯，是恢复健康的关键。

一开始我只跟身边的朋友谈睡眠胶带的作用，帮助一些人度过睡眠打呼、呼吸中止和其他过敏的问题，但一直没有特别去推广。直到几年前写《好睡》，马奕安博士在自己身上实验，得到不错的结果，我也就顺便邀请更多同事来试用睡眠胶带。毕竟在所有解决睡眠和呼吸的方法中，这是最简单、也最没有副作用的一种做法。

许多人会用成药来解除鼻塞的症状，但这种药物的效果很好，多用几次就会让身体产生反弹，反而鼻塞更严重，以至于很容易药物愈用愈多。这样的药物一般不会建议长期使用。

近年来，愈来愈多人选择手术，将鼻腔内看起来会阻碍呼吸的组织切除，希望能永久解除鼻塞问题。但有一些患者因为切除过多组织，失去鼻子内部空间的反馈功能，反而出现"空鼻症"。

这些病人手术后并没有得到通畅的呼吸，反而总觉得鼻腔不正常的干燥，嗅觉也不对劲。明明鼻腔里影响呼吸的阻碍消失了，但他们还是感觉鼻塞、吸不到空气，甚至会头晕、胸闷、难以入睡。这一来，白天当然精神不好，生活质量变得很差，有些人甚至会进入严重的忧郁。世界各国都有因为空鼻症的痛苦而自杀或伤害别人的案例。

这当然是很大的不幸，明明是医疗发达的社会，却因为过度医疗反而造出更大的伤害。有些人会选择再次手术，取自己身上的软组织补回鼻腔里。

呼吸，为了疗愈

至于马奕安博士在第36章提到的睡眠呼吸中止症，许多朋友都听过，也知道这对睡眠质量影响很大。有睡眠呼吸中止症的人，睡觉时可能会停止呼吸几秒钟到几分钟。这样的情况一整晚可能发生好几次。

容易发生睡眠呼吸中止症的风险因子有肥胖、过敏、呼吸道狭窄、下巴内缩、扁桃体肿大等情况。一般来说，男性发生的概率也比较高。

有一个可以观察的现象，也就是口腔后方小舌的位置，或说口腔后方的肥满度。这部位是通往呼吸道的入口，原本观察它是为了评估进行插管处理的难度，但后来发现也可以用来评估一个人会不会有睡眠呼吸中止症。

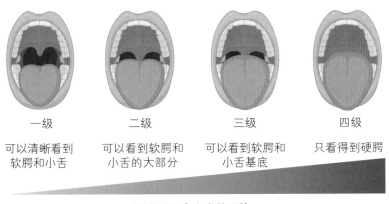

一级	二级	三级	四级
可以清晰看到软腭和小舌	可以看到软腭和小舌的大部分	可以看到软腭和小舌基底	只看得到硬腭

睡眠呼吸中止症的风险

长期的睡眠呼吸中止症会让身体缺氧，并增加心脏病、中风、二型糖尿病、肥胖、心衰竭和车祸的风险。这些状况虽然被认为是呼吸停止影响睡眠所致，但在嘴巴呼吸的人身上也相当常见。

他提到的正压呼吸器，是目前治疗睡眠呼吸中止症的主流做法。透过不断向呼吸道输入少量空气，确保呼吸道敞开而可以呼吸。这么做，中度至重度患者睡着后的呼吸中止次数，可以从每小时 29 次减少到每小时 3 次，但并没有减少心血管疾病发作的概率。

对于支持使用正压呼吸器的专家，这是很难解释的结果。但对像我和马奕安博士一样，亲自体会过睡眠时保持鼻子呼吸和嘴巴呼吸差异的人，这是再清楚不过了。

无论采用的是哪一款正压呼吸器，除非将使用者的嘴巴用胶带或其他方法封起来，否则都防止不了使用者继续用嘴巴呼吸。少了鼻子呼吸可以带来的一氧化氮，心血管疾病发生率降不下来，这一点都不意外。

就像马奕安博士说的，试试看吧！我已经看到好多朋友因为使用睡眠胶带这么简单的措施，不光感冒概率降了下来，连手脚冰冷、精神不够等问题都得到了明显改善。

透过鼻子呼吸，把自己本来就有的疗愈力带回来，可以是改变人生的一大步。一位年长的朋友患有慢性阻塞性肺病，肺部随时都在发炎，稍微活动就气喘吁吁，容易疲惫。后来他听了我的建议，在睡眠时也用胶带来保持鼻子呼吸。一开始，他睡到半夜一样会不知不觉把胶带撕掉。但坚持一阵子后，他发现打呼的问题消失了，而原本睡眠呼吸中止的现象也不再发生。睡眠不受打扰，他又恢复了精神，白天也不再动不动就觉得喘。对他来说，人生的下半场已经完全不同了。

比起手术或采用复杂的设备，不妨先从再简单不过的睡眠胶带开始，给自己一段时间重新熟悉鼻子呼吸。这可能会是你这一生做过最好的事。

呼吸，为了疗愈

38

即使鼻塞，也可以慢慢适应鼻子呼吸

有些朋友有长年鼻塞的困扰，读到鼻子呼吸的重要性，心里可能会过不去，觉得自己错过了一个健康的关键。

对这样的朋友，我建议过许多种替代性的做法，比如说进行某些呼吸练习时，如果鼻塞，可以透过唇缝、齿缝来呼吸。这样可以继续进行，得到一些呼吸练习的好处。有时候，身心的状况解开了，鼻塞也就好了。

其中一个方法，是我一开始也没有想到的，也就是用睡眠胶带，让自己尽量多一点鼻子呼吸。

在写《好睡》时，我拿胶带让身边的朋友和同事使用。一位同事的女儿有过敏性鼻炎，她发炎的程度已经到了轻轻按压颧骨和鼻窦都会疼痛的地步。她当然平常都用嘴巴呼吸，而晚上睡觉时嘴巴也是张着的。

这位同事特别叮咛女儿，无论如何都要尝试到底。她们告诉我，第1个星期根本贴不住。睡前虽然贴了，但早上醒来时，胶带已经被撕开。有时候还找不到胶带，后来才发现粘到墙上了。

这完全是正常而且正确的反应。我们的心脏有细胞负责调控心跳，而脑干则有一个中枢，由几千个细胞所组成来调控呼吸。这个掌控呼吸的中枢是在 1991 年发现，称为前包钦格复合体（pre-Bötzinger complex）。如果一个人的呼吸量不够，脑部会送出"多呼吸一点"的信号唤醒身体，让人在半梦半醒间无意识地把胶带撕下来，完全不需要担心睡眠中窒息的风险。

回到她们的经验，到了第 2 个星期，胶带可以停留比较久，要睡到更晚一些才会被撕下来。虽然还没办法贴着睡一整夜，但脸上原本按压会痛的地方已经不那么痛，发炎的情况变得轻微了一些。

到第3个星期，有几个晚上可以贴着睡到早上醒来。孩子也发现，虽然鼻子还是塞的，但是她轻轻细细地用鼻子呼吸，还是可以让空气找到一条路进去。到这个时候，她改成鼻子呼吸的时间已经比过去长了很多。鼻子过敏的情况已经明显好转，就连黑眼圈都减轻了。

这是一个很有意思的实例，充分说明了愈用鼻子呼吸，也就愈能够继续用鼻子呼吸。反过来，如果不让自己有一点用鼻子呼吸的机会，也就更难改用鼻子呼吸。

再进一步来说，睡前在嘴巴贴上胶带，延长用鼻子呼吸的时间，除了改善睡眠质量，减少白天的疲劳，还可以让鼻子发挥过滤的作用，并持续把一氧化氮带到更深的呼吸道，这本身就有抗病毒和抗菌的作用，而可以预防感冒和各种呼吸道感染。

另一位同事也是同一时期开始用睡眠胶带，我后来才知道那段时间她正接近更年期的转变，一星期至少有三四天的睡眠很浅，而夜里醒来就无法再入睡。那时这种情况已经有半年了。

她使用睡眠胶带的第1周也很不适应，夜里不知道什么时候就把胶带撕了下来。一两个星期后好像习惯了，至少早上醒来时，胶带还在原位。

使用1星期左右，她发现自己的睡眠好很多，又回到年轻时的状态，一沾到枕头就可以睡着。大概1个多月后，就不再有太早醒来的问题，而早上起床感觉很舒畅。那以后，她没有中断过使用睡眠胶带，

她刚用睡眠胶带的第1年，换季时还是有点感觉过敏又来了，但不像往年那么严重鼻塞和头痛，也不需要吃药，过几天自然会好。第2年后，连换季也不再过敏。再加上这几年因为COVID-19疫情都戴口罩，她已经连续几年没有感冒。此外，她还体会到口腔不再有异味，肠胃消化也变好。总体来说，呼吸道、消化道都变得比较健康，睡眠也稳定。

去年她被 COVID-19 感染，3 天就恢复了，只有轻微的咳嗽症状。她的先生没有用睡眠胶带的习惯，同时受感染，咳得比较严重，持续更久，还有明显的肠胃道症状。

她自己的体会是，用睡眠胶带，让她的呼吸道和肠胃道变得比较健康。面对病毒，不光比较快清除，也没有后遗症的困扰。

长期来看，睡着了保持鼻子呼吸，可以带来许多健康的好处。不仅减少普通感冒和呼吸道感染，还因为吸入鼻窦产生的一氧化氮，自然让气管和心脑血管放松，而降低高血压、心脏病和中风的风险。

在欧美，因为 COVID-19 的发展走在前面，我已经看到无数的人，特别是年纪大、有慢性病的人，即使身体已经查不出病毒，都还有很长时间的后遗症，从 1 个月到半年以上都有。亚洲地区，也可以预期有类似的发展。

如果能大多数时间保持鼻子呼吸的习惯，我们面对感染本来有一氧化氮和鼻黏膜的保护力。但现代人的情况不太一样，为了讲话和表达，再加上过敏的问题愈来愈普遍，已经不知不觉变成嘴巴呼吸为主。是这样，掌握睡眠的时间保持鼻子呼吸，是很重要的弥补。

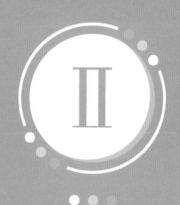

39
从医学，到瑜伽

现在这个年代，信息的取得是再容易不过，只要愿意，几乎没有查不到的资料。

然而，在我成长的那个年代，盖统的《医学生理学》是唯一带来启发的书，让我至少可以从呼吸性碱化和过度呼吸的说明得到一些理解。除此以外，在巴西，我根本找不到什么书或资料谈这些主题，也只好干脆往科学研究文献去找。

我在《不合理的快乐》中讲过同年龄的小孩到了圣诞节、过年都约了出去玩，但我一个人在图书馆待到三更半夜看科学期刊，找论文来看。

当时让我印象很深刻的期刊之一是 *Journal of General Physiology*，那是洛克菲勒大学办的期刊。洛克菲勒大学另外还有 *Journal of Experimental Medicine*、*Biophysical Journal*、*Journal of Cell Biology*、*Journal of Clinical Investigation*，都是生理、免疫、医学领域顶尖的期刊[1]。同时我又读到 1901 年创办的洛克菲勒医院，是全球第一间研究型医院，更是感觉非常特别。

读这些文献，当然是想解释我个人的经验。毕竟从运动的表现到意识状态，都和呼吸脱离不了关系。但那时候，无论细胞生物或是免疫领域的研究都才刚开始，我当然什么都找不到。后来我发现有一种学问叫作瑜伽，而且在谈呼吸，我当然会好奇。

那时候，我的姐姐去学芭蕾，我也想找个项目来学，才发现在巴

---

① 这些期刊的刊名中译如下（依内文出现顺序）：《普通生理学期刊》《实验医学期刊》《生物物理期刊》《细胞生物学期刊》《临床研究期刊》。

西有人在教瑜伽。教瑜伽的老师已经很有专家的地位，把印度跟巴西的方法整合起来。其中让我印象最深的就是呼吸调息法（*pranayama*）和哈达瑜伽。

那个年代的巴西，没有人知道什么叫作瑜伽体位法，我是后来到美国才看到。最原始的瑜伽其实就是在讲呼吸，而且这种呼吸完全是横膈膜的呼吸。我还不到10岁，那个年代只有黑白影片。我

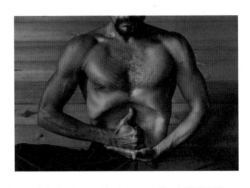

盯着瑜伽净化呼吸法的示范影片，看电视机里的人上下移动横膈膜，做很强烈的深呼吸。画面让我印象深刻，几十年后还记得。

那时候的生活其实很紧绷，我十几岁出头就进大学，要跟年纪大很多的学生一起修课。对一个小孩子，当然会觉得是很大的挑战，而会催促自己应该要更用功。在这个阶段刚好接触到瑜伽，也就发现原来呼吸这么重要，而甚至还可以用来调整身体的状态。

整个瑜伽课完全以呼吸练习为主，练习把呼吸拉长、闭气、做鼻孔交替呼吸。我从这些瑜伽课所得到的，可以说是一生都用不完的宝藏。

这当然也让我自己去想，为什么潜水后可以半天甚至一整天都感觉很舒畅，但一遇到事或是我去踢足球，这种舒畅的感觉就消失了。而且这种舒畅感，不只是在心情的层面，还包括精神、活力、运动、睡眠的层面。

现在回想起来，在那个年代能接触到瑜伽是相当难得。毕竟本来住在巴西北部的小城，后来又搬到巴西利亚去读书，根本不在大城市，也接触不到最新的信息。都是自己傻傻在找，到处找人问。

从瑜伽课，我发现呼吸有那么多作用，有些还是连盖统的《医学

生理学》都没有提过的。

其实瑜伽讲的，跟我自己的体会是一样的，也就是过度呼吸会带来一些症状和不良的影响。要从呼吸得到好处，其实不是吸更多，反而是要拉长，甚至要闭气。

短时间憋着不呼吸，会带给我们身体一种重新开机的作用，让我们可以在情绪和许多部位得到一个释放和整顿。

40

横膈膜：第二心脏

小时候看到印度人示范横膈膜呼吸的资料，我把杂志的示范照片连同葡萄牙文说明剪下来。那些说明和图片，可能到现在都还留着。

我记得很清楚，就在那些资料里，我读到一个人的寿命和呼吸次数有关，不光是算心跳次数而已。

很多书都提到，一个人每天呼吸 25,000 次。但我感觉不是那么高，如果一般人的平均呼吸速度是 1 分钟 16 次，一天 24 小时，也就是 1,440 分钟，再乘以 16，大概是 23,000 次出头。倘若一生的呼吸次数是固定的，那么一个人呼吸快，一天呼吸的次数多，寿命就短。如果慢下来，寿命会长。

呼吸慢下来，一个人也就多半是横膈膜呼吸，或者也会说是腹式呼吸。

横膈膜是带动呼吸的主要肌肉。我在《真原医》和《静坐》介绍过"横膈膜呼吸"，也就是充分使用肺部下方的横膈膜来带动呼吸，让呼吸肌肉的动可以延伸到腹部。

这样的横膈膜腹式呼吸比胸式呼吸更深入，能让空气进入充满血液而真正进行气体交换的肺下部，还可以活化副交感神经的放松作用。

我喜欢踢足球，这是很激烈的运动，也发现厉害的球员有一个特色：他们的肺活量比较大。体能状况非常好的人，他的心脏跳得慢，呼吸也慢，就像是心脏效率更好，跳动 1 次可以带动更多血液，而肺部也有足够的弹性，呼吸 1 次可以带入更多空气。在休息的时候，你量他的心跳，可能 1 分钟 50 多次，而一般人大概是 70 次上下；再去量他的呼吸，也会发现他呼吸慢而平稳，然而呼吸的潮气量很大。

呼吸，为了疗愈

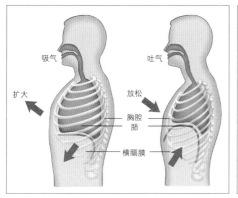
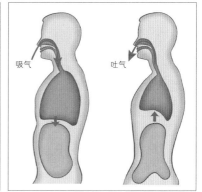

　　"潮气量"是专家用来衡量肺活量的另一种观念，也就是随着一口呼吸，进出肺部的气体量。你会看到这些人呼吸慢，但是他的气很顺，不会因为体内气不够而仓促起来。

　　一个追踪美国水牛城居民长达 29 年的研究，用一个人吸满气后1 秒内呼出的气体量代表肺活量，也得到类似的结论：肺活量和呼吸功能的健康程度，最能预测一个人是否长寿。年纪大的人如果能保持良好的呼吸功能，死亡率会大为降低。近代追踪最久的弗雷明汉心脏研究，参与者多达 5,209 位。从这个研究的大量数据，也归纳出类似的结果：肺活量如果偏低，和心血管疾病发作致死有强烈的相关性。

　　我很早就发现，一个人的运动表现和他的呼吸、心肺功能有直接的关系。说到呼吸和心肺功能，又离不开横膈膜的呼吸肌肉。

　　一般人每天呼吸超过 2 万次，前面提过在 23,000 次左右，也就是横膈膜要跟着上上下下移动这么多次。你大概想不到，横膈膜上下的运动，本身就在帮助心脏提供血液流动的动力。

　　让血液流动，需要提供多大的动力？

　　盖统的《医学生理学》是这么描述我们身体里血流速度的："人体循环系统的血液，在休息状态下，平均 1 分钟可以绕行整个系统一圈；在活动量非常高的时候，1 分钟可能绕行全身 6 次。"

我在这里补充一点信息：为了让全身充满血液，要分支出无数的微血管（直径不到千分之 2 厘米）来遍布体内。微血管，加上大大小小的动脉和静脉，所有的血管长度合计超过 10 万千米，相当于环绕地球 2.5 圈的长度。

光是静静坐着，我们体内的血液 1 分钟就穿越了 10 万千米的路途，虽然不能和每分钟 1,800 万千米的光速相提并论，但时速 600 万千米仍是极速太空舱也难以追上的速度。

我们一动起来，血液流动速度是远远更快。无论静或动，只要有生命，身体血液循环不会停止，心脏也必须不停地搏动。这对只有拳头大小的心脏肌肉，是相当大的负荷。

身体的运作是一个整体。除了心跳，我们连呼吸都在提供血流的动力。横膈膜收缩、将胸腔扩张来进行吸气的同时，为胸腔造出负压，让血液流入心脏；呼气时，横膈膜肌肉往上移，将心脏里的血液挤出来。

有了这些背景信息，我相信你对于"横膈膜是第二个心脏"的说法，是完全可以接受的。

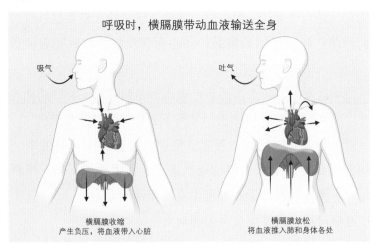

呼吸时，横膈膜带动血液输送全身

横膈膜收缩
产生负压，将血液带入心脏

横膈膜放松
将血液推入肺和身体各处

你可以一边读、一边体会呼吸和心脏作用的紧密关联。我会在这本书多谈一些透过呼吸来带动心跳和其他身体部位运作的观念，相信让你对于身体的整体性会有一种全新的认识。

呼吸，为了疗愈

怎么知道自己在做横膈膜呼吸？

一个方法是：一手放在腹部，一手放在胸口，注意每次呼吸时手是否跟着腹部起伏，同时记得让胸部和肩部保持不动。

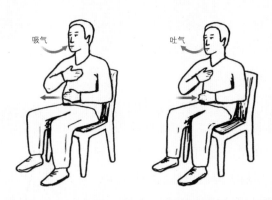

再一个练习是躺着进行，把一个带点重量、不会滑落的平坦物品放在肚子上，慢慢吸气，长长吐气。轻轻吸气时，试着让这个重物向上移动几厘米。

不时重复这些练习，可以帮助我们习惯横膈膜腹式呼吸，而能在日常生活随时进行。

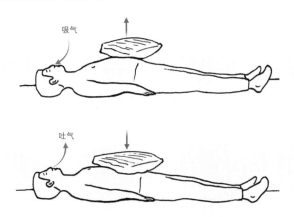

41

腰酸背痛，也离不开呼吸

腰酸背痛跟呼吸有密切的关系。一个人长期采用浅的上胸式呼吸，就好像戴着一层盔甲，随时限制上半身肌肉的动作。时间久了，肩颈肌肉过度紧绷，而腹部核心肌肉缺乏支撑力量，也就免不了这里酸那里痛。

日常生活采用妥当的站立、行走或坐姿，让脊椎不过度弯曲，不光能减轻颈椎和腰椎的局部负荷，还可以让横膈膜动起来，让呼吸道畅通，得到更好的呼吸效果。

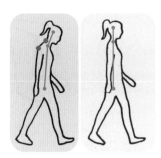

现代人长时间使用计算机和手机，身体多半是往前窝的而限制了胸腔的空间。如果你在进行横膈膜呼吸时，吸气吸到一半就感觉卡住、下不去，很可能你的姿势刚好就是窝着的。

这时候，调整你的身体，将腰挺起来，把背打直，头抬起来，感觉一下背后的两个肩胛骨，把肩膀往后打开，让两片肩胛骨往脊椎夹紧一些。这么做可以帮助你把胸腔的空间打开，你再重新回到呼吸，也会发现吸气可以变深，心情也清爽开朗了起来。

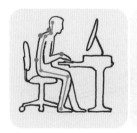
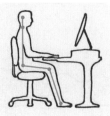

呼吸，为了疗愈

原始的瑜伽以及早期传到西方的版本，都是以呼吸练习为主，也都主张横膈膜腹式呼吸。后来在西方流行起来的瑜伽体位法，其实也在帮助呼吸。就像结构调整的运动，可以帮助我们保持良好姿势，并为身体带来呼吸需要的力量和柔软度，而有助于横膈膜腹式呼吸。

如果脊椎或身体结构已经有异常，坐着或站着做呼吸练习或结构调整的动作可能会很吃力。这时候，可以躺在支撑力足够的平面上进行。

躺着做练习。少了地心引力的牵制，能减轻肋间肌和横膈膜肌肉施力的障碍，而可以让肺部彻底扩张。

呼吸与肌肉和结构，是一体两面。无论东西方的方法，只要亲自去体会，都会发现两者的相关性，而自然会运用到疗愈。我在这里举两个西方的实例，一个是透过呼吸练习和运动来改善身体结构，另一个则是透过呼吸练习和按摩手法，将萎缩的肺部功能带回来。

100 多年前，一位德国女士施罗特（Katharina Schroth，1894～1985）自己设计出一整套拉伸的动作，配合彻底的呼吸，全面重新培训躯干的大肌肉与呼吸肌肉，来放松脊椎周围的肌肉和器官。

这么执行了 5 年，她严重的脊椎侧弯完全康复。在没有外科手术的时代，这根本是医学的奇迹。后来施罗特设立了一个中心，教拉伸和呼吸的技巧，帮助几百位女士矫正脊椎弯曲的问题。她们的姿势得到改善、身体的疼痛与不适大为减轻，而能恢复需要大量身体活动的正常生活。

另一个实例也很有意思，斯托（Carl Stough，1926～2000）在 20世纪 50 年代是纽约的合唱团指挥，用他个人的体会，透过独特的按摩手法，帮人放松横膈膜和肋间肌，然后教他们将肺部的空气完全吐出来。这么做，他成功协助了许多声乐家能更好地发声。

你读到这里，大概已经猜想得到背后的原理，也就是前面提到的放松呼吸肌肉，让肺部恢复它的弹性与容量，而在歌唱与发声时发挥最大的支持作用。他做的，也只是让他们呼吸时能够慢慢吸气，并且能缓缓而完整地吐气，再按摩颈部、喉咙和胸部，然后继续。

接下来，他又受邀协助培训运动员，帮助减轻运动后的疲劳，也提高了训练的效率与成绩。甚至连医院都邀请他帮助因气喘、肺炎、严重肺气肿而呼吸困难的患者，让他们能离开病床和呼吸器，找回自己的呼吸，恢复正常生活。

对我来说，他们疗愈自己和别人的经过，正是结合了结构调整的原理和这里所谈的呼吸的科学，也再一次说明了健康是整体、多层面的组合。

我相信，你可能也想亲自体会这种呼吸带来的疗愈。我先将斯托的方法带出来，让你亲自去体会：

强化呼吸肌肉的练习

缓缓吸气，吐气，吐气时从 1 大声数到 10（或更多，如果数不出声音，也可以在心中默念），直到所有空气完全从肺部排出。

多重复这个练习，横膈膜的扩张和呼吸能力会逐渐增加，在减少劳累的同时，也可以让身体表现和机能得到改善。

呼吸，为了疗愈

42

从整体的运动来呼吸

深而长的慢呼吸是一个人身心足够放松，无论肌肉、代谢、心情都有足够弹性和缓冲空间的自然结果。

这样的慢呼吸，离不开横膈膜的带动。

肺脏外面有两层肌肉组织，一般称为胸膜，可以作为呼吸时胸腔扩大和收缩的缓冲。两层胸膜与胸腔壁间还有空间，这样的空间称为胸膜腔。胸膜腔里有 5 ~ 20 毫升的胸膜液，就像机器的润滑液，让肺脏在缩胀时不会因为摩擦而受伤。

横膈膜带动的上下起伏，让胸腔的外肋间肌（external intercostals）自然跟着伸缩。吸气时，横膈膜和外肋间肌收缩把胸腔扩大，胸廓内的压力减少，于是空气便进入肺部。呼气时，横膈膜和外肋间肌放松，胸廓容积恢复至原来的大小，胸廓内的压力增加，于是空气便离开肺部。

肺叶下半有丰富的微血管，充满了血液。横膈膜慢呼吸会充分展开肺叶，让更多的空气进入而进行有效的气体交换。这种效果不是停留在上胸换气的快呼吸可以达到的。

横膈膜是一块不小的肌肉，足以在腹部产生相当大范围的运动。大多数人横膈膜的伸缩幅度不到最大范围的10%，而且呼吸偏快、偏浅，只有上胸在起伏，这会导致身体组织得不到足够运作的氧气，也同时让心脏和肺变弱。

前面提到横膈膜是第二心脏，我们恢复横膈膜呼吸，不光帮助心脏提供血液的动力、让心脏更不费力地运作、充分展开肺叶，还可以强化淋巴液的流动。

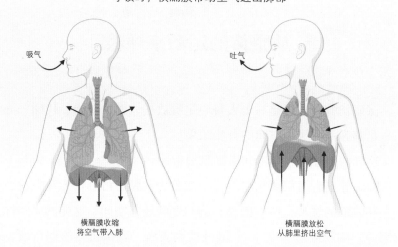

呼吸时，横膈膜带动空气进出肺部

吸气

横膈膜收缩
将空气带入肺

吐气

横膈膜放松
从肺里挤出空气

你可能不知道，淋巴液的量是血液的 3 倍，而和细胞内外的液体有密切联结，更是影响身体运作和净化的效率。只是科学家过去没办法单独分析淋巴液和细胞液，也就忽略了这方面的重要性。

我多年来推广真原医、设立身心灵转化中心所着重的项目之一，也就是淋巴和细胞里的水分。妥当透过物理和营养去促进它的质量，就有机会改善个人的健康。淋巴循环好，可以将营养带到每一个角落，让代谢的废物很快排出，人自然会年轻化、有活力。

在横膈膜下方、内脏和肠道周围有许多淋巴结。呼吸时，横膈膜上下运动也在推动这些淋巴结。而胸式呼吸就没有这种推动腹部淋巴循环的效果了。

除了能接触到丰富的淋巴结，横膈膜一带也含有许多的神经结，是传统认为的太阳轮（solar plexus）的位置。以前的人甚至用"腹部的脑"来比喻它的重要性。从气的角度来看，一个人身心的遭遇有许多储存在这里，或说在这里产生了"结"。

"气"的观念，从西医的角度很难表达，甚至很多专家会认定是

　　　　　　　　　　　　　　　呼吸，为了疗愈

没有。从我的角度来看，气是在不同的维度、不同的层面运作。如果3维是物质、肉体的空间，第4个维度是时间，那么气就是第5个维度。气充溢在每一个角落，无论物质或非物质都有，却又无法指定在哪里。

虽然无法指定气在哪里，但它和我们神经系统与身心的互动又是非常紧密。特别是身体的肌肉和神经细胞，因为含着动和接收的作用，和气的互动自然会转译成我们能够体会的动和感触。

我们看古人画太阳轮和其他脉轮的位置，也离不开现代人的解剖认知，特别和神经系统有些重叠。但我们如果真的用解剖的方法去找脉轮，却又找不到，其实是这个缘故。

我常谈的身体共振或同步谐振，则好像把整个物质身体的存在从比较重、比较坚固的3维带到更高的层面。

多年来除了推广结构调整的运动，我也培训同仁用符合筋膜科学的手法，在台北的身心灵转化中心为人进行结构调整。无论是自己做运动或让人帮忙进行，只要能让肩颈胸腔的肌肉得到放松，呼吸也自然会慢下来，而全身都会感到舒畅。

有一个部位的肌肉是一般人容易忽略的，也就是腋下胸侧的肋间肌。特别是女士，这个位置的淋巴结通常是堵塞的。用适当的手法来按摩，能帮助淋巴循环通畅，也让肋间肌得以放松。

肋间肌，也就是肋骨之间的肌肉，配合横膈膜在呼吸时的上下移动，让胸腔可以扩张收缩。我们一般不太注意到肋间肌的动作，这里有一个方法可以帮助你观察：

将手横叉在腰上，然后往上移一点，摆在摸得到最下方几节肋骨的地方。用手握住最下方的肋骨，放松慢呼吸，体会吸气时肋骨外推、吐气时肋骨内缩，以及腹部的起伏与胸腔的膨大和收缩。

你也许会觉得很有意思，那是骨头，为什么还有这么大的缩胀空间？

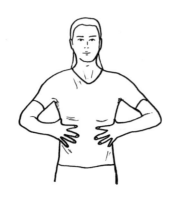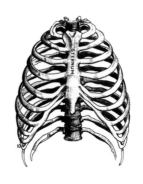

其实仔细看这里的肋骨图，你可以发现，12 对肋骨上部的第 1 ~ 7 对肋骨，透过肋软骨直接跟胸骨结合。这些被称为"真肋"，为胸腔上半造出一个很明确的空间，这里的肌肉动作不会脱离这个明确的空间太远。

接下来的第 8 ~ 10 对肋骨，一端与脊椎合在一起，另一端则 3 根肋骨合而为一，与胸椎相连形成肋弓，被称为假肋。第 11 及第 12 对肋骨，一端游离不与胸骨相连，没有成圈，又被称为浮肋，有比较大的活动弹性。

我们进行横膈膜腹式呼吸时，你用手所扶住的下端肋骨，是假肋的位置。在这个位置，你能体会到假肋跟着下方空间的变化而微动。

吸气时，除了横膈膜，还有其他肋骨相关的肌肉会一起运作，让胸腔空间更扩大。像胸锁乳突肌收缩提升胸骨；斜角肌收缩提升第 1、2 对肋骨；胸小肌收缩提升第 3 ~ 5 对肋骨。呼气时，内肋间肌收缩使胸腔空间变小；而腹肌的收缩则压迫内脏把横膈膜推向上。

你愈熟悉呼吸，愈体会到身体肌肉相互配合的关联，也自然会得到一个结论：为了让横膈膜在呼吸时真正发挥作用，一个人的姿势很重要。

留给横膈膜足够的空间，才能让横膈膜的收缩和放松到最大，而真正达到肺部扩张的效果。

帮助放松呼吸肌肉的结构调整运动

许多结构调整运动都有帮助放松呼吸肌肉的效果，我也请身心灵转化中心的吴长泰老师在《结构调整》和《感恩身体的功课》做了很多示范。这里，先介绍两个结构调整运动，让有兴趣的朋友可以亲自体验。

躺着，拉伸下背、腰部、腹侧肋间肌到肩膀的肌肉：

躺着进行的结构调整运动，让每个动作少了体重的负担，减少费力却又更能拉伸到相关的肌肉。对于年纪大站不稳的朋友，更是安全的运动选择。

准备姿势：找一个有足够支撑力的平面，例如木地板来进行。也可以铺上瑜伽垫，比较不那么硬。轻松躺平，不要让颈部和腰部悬空。

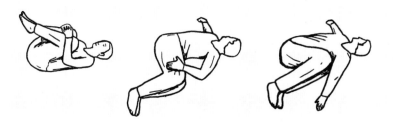

动作：

1. 自然呼吸，小腹微收，两腿屈膝抬起，手抱住小腿，让大腿和膝盖尽量接近胸口。抱到不能再更近了，停留一阵子，大约 20 秒，会发现可以更近一些。再停留一阵子，慢慢把脚放下来，感觉后背肌肉比较放松的感觉，就可以进行下一个动作。

2. 身体放松躺平，两臂张开，两腿并拢微屈，摆向身体左侧，可以用左手帮助大腿稳定。腿和腰稳定后，左手放开，体会后背、肩膀、胸膛拉开的感觉。可以的话，停留20～30秒，再慢慢抬起双腿，回到躺平的姿势。然后换另一侧进行。

动作2摆腿的角度、双腿是否并拢，都可以带来不同部位肌肉的拉伸；移动另一侧的手臂角度，也有不同的拉伸效果。你可以自己组合，体会不同部位放松的效果。

慢慢进行，彻底地做，动作1加上动作2扭转两边算1次。可以的话，尽量进行5次，能够做10次，那更好。

坐或站，从下背、腰侧拉伸到上背、胸腔与肩膀：

坐着或站着，都可以进行这个运动，帮助稳定腹部核心、放松背部和身体侧线上的筋膜，让上半身与呼吸动作相关的肌肉重新整合。

准备姿势： 坐着或站着。收小腹，保持身体稳定。头摆正看前方，肩颈放松。腿稳定张开，保持正直，与肩同宽。如果是站着，膝盖不要超过脚尖，也就是不要将身体重量压在膝盖上。如果是坐着，注意让臀部、两脚成为稳定的三角，平均分担身体的重量。

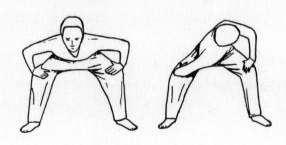

呼吸，为了疗愈

动作：自然呼吸，注意力放在腰腹之间，双手轻轻靠在两膝上，让上半身尽量靠近大腿，往侧边扭转。扭转时，由腰部带动上半身，下背、肩膀自然跟着配合。扭转到底时，停留一阵子，大约 20 秒，会发现就可以再多转一些。停留一阵子，慢慢回到中位。换另一个方向进行扭转。

慢慢进行，彻底地做，扭转两边算 1 次，可以的话，尽量进行 5 次，能够做 10 次，那更好。

43
启动交感与副交感作用的钥匙

我常在东河旁跑步，沿岸的上东城和曼哈顿是纽约最昂贵、最漂亮的地段，洛克菲勒大学和康乃尔医院都在那一带。我从实验室的大楼就可以看到东河，住的宿舍也在东河旁。

在东河跑步，一做舌抵上颚，全身进入一种彻底放松而舒畅的状态。我也同时体会到，这含着一把切换交感神经与副交感神经作用的钥匙。

简单来说，交感神经的作用是让身体紧绷起来，准备打仗或快逃；而副交感神经的作用是让身体放松，可以休息、用餐消化和恢复。

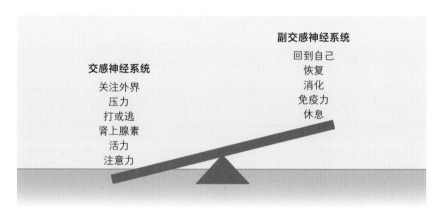

交感神经系统
关注外界
压力
打或逃
肾上腺素
活力
注意力

副交感神经系统
回到自己
恢复
消化
免疫力
休息

平常工作的日子，我们可能需要多一点交感神经的作用，带来一些精力，让自己注意到环境的变化，跟得上周边的脚步。但到了晚上和周末，会需要副交感神经作用多一些，让我们可以把注意力回到自己，可以放松，让身体自己进行净化和疗愈。

这两种神经的作用都属于自律神经系统，"自律"指的是身体不需要我们清醒意识的介入。它本身会自己运作，有它自己的规律，自己会管理自己。

自律神经是从脑延伸出来的周边神经系统，负责在脑与内脏、平滑肌和腺体之间传递讯息。即使我们睡着了，它仍然不断发挥作用，随时影响心跳、呼吸、腺体和器官的运作。

我们遇到危机，瞳孔会放大，口水分泌会减少，呼吸道会扩张，心跳加快，肠胃蠕动降低，血糖上升，肾上腺素分泌，排尿受到抑制，直肠也会缩紧。

到了安稳的环境，瞳孔可以缩小，口水分泌增加，心跳慢下来，支气管收缩，胆囊分泌增加，消化道开始作用，膀胱可以排尿，直肠也比较放松。

可以说，交感神经的作用是吃力的，是催促身体每个地方紧绷起来，保持注意来面对危机，当然也就让人心情紧张。而副交感则是在一个人感觉安全、没有缺少、没有威胁的状态在作用，让人能够恢复放松。

无论谈生存、健康、疾病或疗愈，我们能作主的主要是脸、四肢、躯干大小肌肉的动作，也就是身体外在的动。至于内脏、血管、气管、内分泌的运作，绝大部分是头脑作不了主的，但我竟然发现了一把钥匙可以切入。

这怎能不让我有很深的感触。

从神经解剖的角度来看，交感神经的紧绷作用是要透过许多个分散的神经去转达讯息。下页图脊椎和胸骨上的黑点，就是交感神经一一转出去的位置。副交感神经则集中在红点上，也就是说身体的放松作用，特别是针对心跳、呼吸、消化的功能，只需要启动一个神经结就能带头来作用。

这个关键的神经，也就是第 10 对脑神经，一般又称为迷走神经。

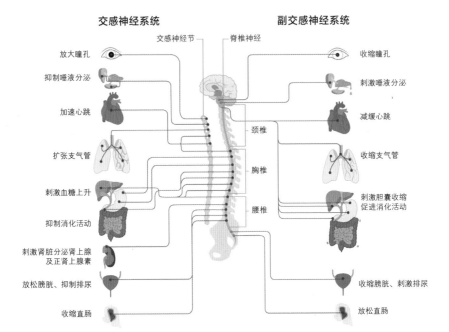

交感神经系统　　　　　　　　　副交感神经系统

交感神经节　脊椎神经

放大瞳孔　　　　　　　　　　　　　　　　收缩瞳孔

抑制唾液分泌　　　　　　　　　　　　　　刺激唾液分泌

加速心跳　　　　　　　　　　　　　　　　减缓心跳

　　　　　　　　　　　颈椎

扩张支气管　　　　　　　　　　　　　　　收缩支气管

　　　　　　　　　　　胸椎

刺激血糖上升　　　　　　　　　　　　　　刺激胆囊收缩
　　　　　　　　　　　腰椎　　　　　　　促进消化活动

抑制消化活动

刺激肾脏分泌肾上腺
及正肾上腺素

放松膀胱、抑制排尿　　　　　　　　　　　收缩膀胱、刺激排尿

收缩直肠　　　　　　　　　　　　　　　　放松直肠

　　我会在这本书后面再多谈一些。重点是：我发现副交感神经启动的放松反应，透过舌抵上颚这一个动作就可以把全身的紧绷放掉。

　　这对我是一种脱胎换骨的体会。原来我当年做瑜伽，或是后来的静坐，这些作业都是让身体放松，是从交感神经为主转成副交感神经为主，而马上让吐气拉长、心跳变慢、从肩膀到全身各部位的肌肉都放松下来。肠胃的紧绷消失，包括连眼睛都有变化。眼周的肌肉是放松的，好像眼前的世界亮了起来。身体的毛孔也张开来，就连一阵风吹过，好像都可以穿过去。

　　人可以笑，就连脸的肌肉都是放松的，没有什么值得皱着眉头摆个脸色，非要跟自己、跟别人过不去。

　　这么重大的体会，这几十年来，我只要有机会就想带给大家。对想得到健康的朋友、想提高运动表现的选手、或是想追求身心平衡和真实的人，我都认为这一点是关键。

而这一点，跟呼吸脱离不了关系。

后来在台湾地区，体委会竞技处请我帮助奥运国手，主要集中协助跆拳道和射箭两个项目。我提供了许多帮助，尤其在营养方面教他们用好水与微量元素，特别是经过有机螯合的真原素。这样的微量元素，带着高速的螺旋场，是身体发挥最佳功能不可或缺，而对运动员是特别重要。除了介绍正确的营养学和筋膜科学，有机会，我也教他们简单的数息和静坐。

我送每个人一句专属的话，半开玩笑跟他们叮咛，这是只给他的，不能告诉别人。我教他们随时在心中重复这句话，就像静坐持咒，帮他们集中注意，稳定心情。

选手面对训练和比赛的压力，都需要消化。尤其女孩子在训练和比赛期间常有生理期失调的情况，既不舒服，还会影响场上的表现。

我提醒他们，运动是很激烈的专业，如果能随时做感恩和赞美的功课，马上可以融化前一刻的紧绷、挫折和张力，而不会累积到身体甚至心里成为结。

我看到他们在练习和比赛后会去跟对方握手、表达赞美和感谢。这种心态的改变不光是展现风度，甚至可能改变他们的一生。2004年雅典奥运会，这些选手也拿到很好的成绩。

其实一个人懂得静下来，可以清清楚楚观察到自己和周边，对运动员而言不光是很好的休息，也是掌握个人表现的关键。这些年，连NBA球星都会主动去练习静坐，大家才体会到这一点。

我接触过许多运动员，他们都表达过类似的体验：明明比赛是非常快、非常激烈，但他眼前的一切却好像是慢动作发生，内心非常平静。

这种经验，也就是一种心流的体验。离不开专业技能的熟练度，也和临场时专注、心态够诚恳有关。

检查自律神经状态的小游戏

1. 哪边鼻孔比较通?

前面提过一个把手指平摆在鼻子前面的测试，你也可以用来观察自己的自律神经活化的程度。

轻轻松松鼻子吸气，鼻子吐气。观察一段时间，用 3 次呼气的强度来做比较。如果右边呼气比较强，代表这时的交感神经作用比较旺盛。如果左边呼出的气流明显一些，表示副交感神经的放松作用比较强。

如果你好奇，可以自己做一个表格，观察一整天不同时间的状况，并且和自己当时的心情和状态做一个比对，也许会发现有趣的趋势。

2. 体会身心的状态

大多数人不清楚自己在什么状态，需要一点提示才会主动去体会。你可以体会一下自己现在的情况，像是身体哪里比较紧绷? 是否有某个部位不自在? 或是心里正不断重复某个念头或感受?

这样的自我觉察，只要知道，也就够了。不需要特别去分析、去了解，甚至不需要透过练习去克服它。这本书的后半，你会一再读到类似的建议。只要有了自己的体会，你会明白我为什么这么说。

44

两个鼻孔轮流呼吸

前一章提到测试自律神经是不是均衡，可以用手指摆在鼻子前面，感受两边鼻孔各自的呼吸强弱。你可能也会想起来，这就是前面提到的"鼻循环"，也就是两个鼻孔轮流呼吸。

虽然科学家还不完全清楚鼻循环的作用，但这并不妨碍好奇的专家提出各种假设。有些专家认为鼻循环让气流比较集中在单侧，可能有助于将空气里的挥发性分子集中，让人更容易体会到气味；有专家则从嗅觉受体需要的时间来谈，认为比较堵塞的那一侧鼻孔，可以让空气进入慢一些，让嗅觉受体来得及对味道分子作出反应。这些猜测，都是集中在鼻子的嗅觉功能。

也有专家用电脑模拟计算，提出另外的观点，也就是第 27 章提到的，鼻循环可以让处理大量空气进出的鼻黏膜得到一些机会休息与修复。比较不通的一侧，鼻腔的空气进出量变少、速度也慢下来。这让黏膜不会脱水太快，也多一点时间帮助进入的空气加湿，而有助于鼻黏膜发挥功能。

这些是鼻循环可能的作用，但是什么在调控它？

有专家认为调控鼻循环的机制和自律神经的周期变化有关。交感与副交感神经交替活化，在体内造出一种静和动交替的运作周期。左右轮流通气的鼻循环，反映了交感神经和副交感神经轮流活化的情况。

我们身体的主要器官都受到自律神经支配，也因为如此，各种生理作用都可以观察到交替变化的周期，就看当时是自律神经的哪一边比较发达。鼻循环也就这么被认为是附属于交感和副交感神经的一种作用。

有意思的是，反过来做也行得通，透过左右鼻孔的呼吸也可以调控自律神经的状态。研究指出，连续 6 周每天用左鼻孔呼吸 1 小时的人，比起用右鼻孔呼吸 1 小时的人，前者的迷走神经张力、心率变异性和心血管疾病都有改善。左鼻孔呼吸的受试者，血压降低，而右鼻孔呼吸的人则血压变高。

　　这个发现，在古代瑜伽的文献并不是新鲜事。瑜伽经典甚至会指定应该只在左鼻孔通畅时进食。用现代的语言来说，就是在副交感神经作用为主、消化功能运作顺畅的时候用餐。瑜伽经典还提到，右鼻孔呼吸时，人会更加警觉和专注。用神经科学的语言，也就是右鼻孔呼吸会增加交感神经张力和警觉性。

　　晚上睡着了，鼻循环也没有停过。有些人喜欢侧睡，是因为另一侧的鼻孔比较畅通，比较容易睡着。

　　我们侧躺的时候，压在枕头上的那一侧鼻孔多少会有点塞，而没压着的那一侧则是通的。如果从这些结果来看，右侧睡的人，因为左鼻孔会比较畅通，而可以改善睡眠质量和放松的程度，这与副交感神经活化提高、比较放松有关。古代的瑜伽经典也认为右侧睡比较健康。

　　瑜伽士还会鼓励人练习"鼻孔交替呼吸法"，来平衡鼻循环的作用，而让人放松、并改善身体机能。

鼻孔交替呼吸法

　　要进行"鼻孔交替呼吸法"，一个完整循环是这样的：
　　左鼻孔吸气 4 秒，闭气 16 秒；改由右鼻孔呼气 8 秒，然后同样右鼻孔吸气 4 秒，闭气 16 秒；回到左鼻孔呼气 8 秒。

　　　　　　　　　　　　　　　　　　　　　　呼吸，为了疗愈

这是一个循环，左鼻孔呼气结束后，同样用左鼻孔吸气4秒，进入下一个循环。完成一个循环大约需要28秒，也就是1分钟可以做两个循环。

原则是：单边吸气，一起闭气。然后从另一边鼻孔呼气，再吸气，一起闭气。再换一边鼻孔呼气，吸气，一起闭气。

练习时，为了确保气流只从单侧鼻孔出入，你会需要用手帮忙，把不需要通气的鼻孔捏住。每次练习做10个循环，吸气：闭气：呼气的秒数为4:16:8，大约5分钟不到就可以完成。

你可以看下页图，跟着做二三个循环，应该就熟练了。

当然，每个人的状态不同，有些人负荷不了太长的闭气，不见得要做到4:16:8的秒数。这时可以从2:8:4的秒数开始，慢慢去适应。毕竟我们练习是为了健康和舒畅，倒不是为了去打破世界纪录。

鼻孔交替呼吸法会净化不同的气脉，除了用计时的方法来进行，也可以在闭气时心里默念一些神圣的咒语、神圣的名字，一方面帮你保持一定的节奏，另一方面也是透过这神圣的声音为你打气，为你加油。

一开始闭气时间不长，可以在心里头念 Amen、I-Am 或 *Om Ah Hum*。再熟练一些，可以在心里默念更多音节，例如阿弥陀佛或者 *Om Mami Padme Hūm* 或 *Om Namah Shivaya*。

当然，这些神圣的声音有不同的含义，你可以用当下感觉契合的来进行。像 Amen 是 So be it. "一切本来如是" It is so. "本来如此" 的意思。I Am 是代表主，《圣经》里提到主是这么称自己的。在心里默念 I-Am，可以说是我们对神、主、真实最高的敬意。

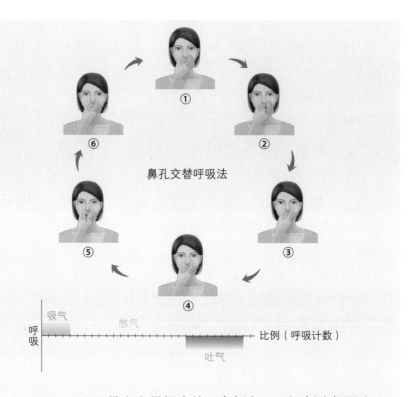

鼻孔交替呼吸法

呼吸 | 吸气 | 憋气 | 比例（呼吸计数）
吐气

Om Ah Hum 是宇宙最根本的 3 个频率，一切创造都跟这 3 个声音有关，就好像是无色无形和有色有形之间的一个联结。阿弥陀佛，是对我们每个人都有的净土、最单纯、最天真的体，带来最高的顶礼。*Om Mami Padme Hūm* 是慈悲和智慧从心里流出来，在人间带出一种新鲜的气息。*Om Namah Shivaya* 是对我们全部最圆满、最高的智慧，跟这个"在"、跟整体做一个最高的顶礼。

从气脉的层面来看，鼻孔交替呼吸法可以帮助气流入身体，在静坐前进行，可以减少念头、净化身心，而放松地进入静坐。

人体有 3 个重要的经脉：右脉（日脉 *pingala*）流经右鼻孔；

左脉（月脉 *ida*）流经左鼻孔；气同时自由而均衡流过两个鼻孔，就可以活化中脉（*sushumna*）；左脉、右脉和中脉沿脊柱的交会点就是一般人所称的脉轮。中脉打开，气进入中脉，对于已经从时—空和因—果解脱的修行者会带来极大的喜乐。

近期也有科学研究探讨鼻孔交替呼吸法对健康的帮助，请受试者连续 6 周每天训练 15 分钟，让他们做 5 分钟的鼻孔交替呼吸法再进行测试，结果发现副交感神经放松的作用明显提高。另一个研究则让健康的受试者连续 4 周，每天进行 15 分钟鼻孔交替呼吸法，发现他们的舒张压、呼吸频率和心跳都会降下来。让健康的男性受试者，连续 5 天进行鼻孔交替呼吸法，可以降低血压。

鼻孔交替呼吸法，无论白天或晚上都可以进行。轮流只让一边鼻孔通气，可以改善注意力、情绪和睡眠，并且可以帮助减轻压力和焦虑。

特别对失眠或容易焦虑、恐慌的朋友，如果夜里醒来心里很不好受，别忘了鼻孔交替呼吸法。透过鼻孔轮流呼吸和闭气，可以让身心尤其自律神经系统"重新开机"。呼吸和心跳自然放慢，吐气拉长，手脚变得温暖，身体重新放松，脑海里杂乱的念头也逐渐平息。

这时候，你知道自己也慢慢回来了。

45

吐气，立即减轻压力反应

前面提到左右鼻孔通气，是反映身体自律神经的状态。但很多人没想过，就连吸气和吐气，对自律神经系统都带着不同的作用。

吸气会很快活化交感神经，让心跳加快、血压升高。呼气，则会活化副交感神经，让心跳减慢、血压下降。把呼气拉长，可以帮助减轻面对威胁时的压力反应。

这些作用，你自己就可以证实。用两根手指放在脖子一侧或手腕，你可以感觉到脉搏，也就是心跳。接下来，吸气，吐气。把吸气拉长，同时计算心跳的次数。然后吐气延长，一样计算心跳的次数。

你会发现，吸气时，心跳会略略加快，而吐气时，心跳会慢下来。也就是说，我们每一个呼吸，其实都在影响心脏的运作。

容易感到紧绷的人，只要延长呼气，就可以减轻压力感并使身体放松。

许多朋友知道海豚和鲸鱼是我的好朋友，我也在《奇迹》中提过带着女儿在海边，让海豚来接触她的经过。

不光对她，对我也一样地，海豚带来的生命场有一种感染的力量，让人自然沉静下来，稳重起来，但又充满了活力和自在。

我在《真原医》中提过一种由俄罗斯专家布泰科带出来的呼吸方式：呼吸时，吸气保持正常，而让吐气尽量拉长。吐气拉长，让肺部和呼吸道维持微微的负压，自然带动身体内呼吸的韵律和动力。

除了吐气拉长之外，在呼吸时也同时采用古人胜王瑜伽（*ujjayi*）的做法，将喉部肌肉略缩起来，提高呼吸的阻力，也有人称为阻抗

呼吸，为了疗愈

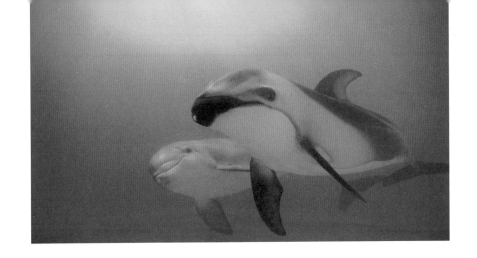

式呼吸。这么做，你会听到自己的呼吸带着一种声音，像一波波温柔的海潮声，很有放松的效果。

有鼻塞的朋友则可以将舌头摆到上下门牙间，或把嘴唇撮圆起来，让嘴巴吸气吐气时带着一种摩擦力，不会吐气太多，而有放松和打开的作用。

这种延长吐气而带着阻力的慢呼吸，同时也是横膈膜的慢呼吸，我称它"鲸豚式呼吸"，是悠游在无限海域的海豚和鲸鱼都采用的呼吸，蕴含庞大的动力，也有人称为"内在式呼吸"。

请健康的自愿受试者采用鲸豚式呼吸，尽可能延长呼气时间，8 周后，受试者血中的压力荷尔蒙皮质醇显著降低。压力反应减轻，心情变得轻松，注意力和反应也比较好。

许多人有血压和心脏的问题，除了药物，从来没想过可以从眼前的呼吸着手。但其实就这么简单，光是把呼吸慢下来，已经在对心脏传递出不同的讯息，而让心脏也有改变步调的空间，让整个心血管系统放松。

熟练了这样的呼吸，可以改善心脑血管的作用，让人健康而舒畅，享受生命的每一点时间。这一点，接下来谈身体的谐振和同步时，我会再多谈一些。

鲸豚式呼吸

这个稳重的呼吸方式，需要我们好好运用横膈膜和腹部的肌肉，轻松吸气，慢而长地吐气。让身体的肌肉帮助挤压、扩张肺部，让肺部得到充分的伸缩空间可以容纳气体的进出。

从前面提到的横膈膜腹式呼吸开始，进入状态后将吐气拉长，例如吸气2秒，吐气8秒。熟练了，也可以两方面都延长，吸气6秒，吐气6秒，或吸气6秒，吐气10秒。再进一步延长到吸气10秒，吐气10秒。

这么呼吸，最多几分钟，就能减轻你的紧绷和压力。

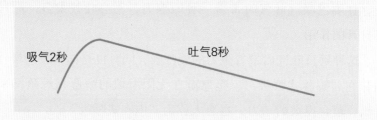

别忘了，我们是为了健康、为了舒畅而呼吸，不是为了比赛或考试，不需要要求自己一开始就做得很完美。如果吸气秒数不到就吸饱，或吐气的秒数还没到就吐完，也没关系。可以停下来闭气，等秒数到了再继续进行。

练习这种慢呼吸，可以的话让自己每天停留在这样的呼吸至少5分钟。如果能做15～30分钟，那是更好。

这是一种潜移默化，就好像让身体记得怎么做，而让慢呼吸成为每一天的呼吸。

呼吸，为了疗愈

46

让人安定稳重的呼吸

妥当的呼吸方法，可以让生理运作更顺畅而带来健康。有些呼吸方法则让人稳重起来，而能镇定面对一些高压力的状态。

呼吸，不光是吸气、吐气，还有"不呼吸"的成分，也就是闭气。

我在第 18 章请你体会过吐气后闭气和吸气后闭气的差异。吸气后的闭气，会在我们的胸腔、腹腔造出一种压力，从气脉的层面来看，有助于将堵塞或僵硬的部位疏通。这方面的效应和吐气后再闭气不太一样，而都有重新设定身心的效果。

闭气，让神经稳定下来

吸气后的闭气，一直在临床上被用来帮助一些心跳过快的患者，让心跳能在短时间稳定下来。这方面的方法又被称为"改良后的伐氏操作"（modified Valsalva maneuver）。

我在巴西才十几岁时，就知道这个方法。一个人如果心脏跳得很快，想要缓下来时，可以深吸一口气，把鼻子捏起来闭气。这时双臂、胸、腹可以连同一起出力，好像一起帮忙撑住身体，不要让气跑掉。闭气 15 秒。吐气，躺下，将两只脚抬高，心跳立刻会降下来。

这个方法重复 1 ~ 2 次，就可以看到效果。

20 世纪 80 年代左右，我的父亲在麻省理工学院和一群专家在探讨各种特殊的身心现象。大多数的专家都不相信心跳可以改变。但我早就知道这个原理，也就当场示范怎么让心跳很快降下来。

有些失眠多年的朋友，用这个方法马上可以入睡。如果条件许可，我会亲自示范。通常只要跟着做，一会就睡着了。

吹气球

另外一个有类似刺激效果的方法是吹气球。

1. 选择材质厚，阻力比较强，需要费力吹的气球。

2. 把气球吹起来，闭气15秒。

3. 慢慢吸气，吸够了，闭气30秒。

4. 如果过程感觉会晕，就停下来休息。如果不会晕，可以重复4次。

这个方法的不同在于：先吹气球让横膈膜出力，接下来的闭气则让身体得到一点休息。再接着吸气后的闭气，则让胸腔和腹腔内的压力提高，对神经系统产生一种重新设定的效果，让心跳稳定下来。

吹气球是一个小方法，不像传统医疗那么严肃，小朋友通常很喜欢。曾经有同事遇到颜面神经麻痹的问题，我教他吹气球。他很认真去执行，也顺利解决了这个困扰。

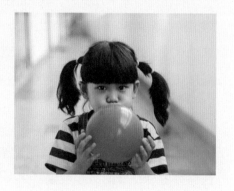

呼吸，为了疗愈

4-4-4-4 方块呼吸

许多人不知道，美国的海军陆战队在上战场前会进行呼吸练习，减轻身心不自主的压力，并集中精神。

他们称之为"方块呼吸"，依序吸气、闭气、吐气、闭气当作是方形的四边，而每边的长度是相等的，都是 4 秒。完成吸气、闭气、吐气、闭气的循环，也就像画好一个方块，所以称为方块呼吸。

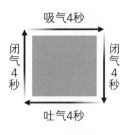

方块呼吸的镇定效果，主要来自一定时间的闭气和吐气活化副交感神经的作用。海军陆战队的成员用这样的呼吸练习，帮助自己在需要集中注意力，甚至是生死攸关的情况下，稳住身心的表现。

47
好呼吸，从自己的现况开始

是到近几年，大众对各式各样的呼吸异常有了更强烈的注意。关注的范围不再只是严重的肺病患者，而包括生活中各种呼吸异常的情况。

长时间坐在办公桌前处理事务的人，很可能已经体验过 email 呼吸中止症。结束整天的工作时，明明没有做什么耗体力的事，却异常疲惫。虽然处理事情确实费神，但如果稍加留意，就会发现自己一整天好几次屏住了呼吸，直到事做完才回过神来。

这种无意识的屏息，和我们前面所谈的有意识的守息和闭气很不一样。有意识的守息和闭气练习，并没有启动交感神经紧张的作用，甚至副交感神经的放松作用还比平常时高一些。这让身体的种种反应都保有一种弹性，而得以透过练习来提高耐受性。

但在忙碌时，无意识停住呼吸，是一个人的注意完全被脑海的境界给吸住，被一件自己认定紧急或重要的事牵住了所有注意力，而进入了一种防卫状态。交感神经紧绷的作用不断持续，甚至到了会让人冻结运作的地步。身体保持恒定的机制一再被取消，自然会弱化它的作用。不光呼吸中止期间可能导致组织缺氧，长期下来也让身体运作容易失衡。

你可以现在就体会一下自己的身体。大多数人肩膀很僵硬，而呼吸是浅的。我们其实长期处在一种轻度焦虑状态，而这样的状态透过呼吸，正在分分秒秒影响一个人的健康。

当然，要调整呼吸，也要记得，没有哪一种呼吸的方法是万能或说标准的。最重要的，还是从自己的现况开始。

呼吸，为了疗愈

首先，我们可能根本没关注过呼吸，更不知道原来自己的呼吸是乱的。有些人会不自觉停住呼吸；我们说话时，往往只用上胸进行浅而快的换气；我们也总有些歪七扭八的坐姿，在那种姿势下，完整的呼吸根本是强求；也可能我们心里总是有事，时不时叹口气，也就打乱了呼吸的步调。

如果你已经意识到这么下去，完全称不上善待自己，更别说活得健不健康，现在就可以做一点改变。

我们只需要从放慢呼吸开始，先把"正确"摆到一旁，好好慢呼吸，别把时间拿来挑剔自己。

你已经知道"来，深呼吸，放轻松"并不是透过嘴巴用力吸一口气、把肩膀和胸部耸起来进行。刚好相反，真正的深呼吸是温和而不费力的。

光是放慢呼吸的步调，轻轻慢慢吸气，缓缓柔和吐气，就已经在为好呼吸清除障碍，让身体肌肉恢复自己的记忆，各部位协调起来，进入自然、缓慢、深沉、有节奏和平衡的呼吸。

4-4-6-2 帮助放松和稳定的呼吸

延长呼气会导致放松，结合呼吸与闭气，可以有不同的组合。气功和瑜伽常用一种称为"4-4-6-2"的方法。吸气4秒，闭气4秒，然后呼气6秒，吐气后停顿2秒。

这些呼吸练习，对有忧郁、焦虑、恐慌症或压力后创伤症候群的人都很有帮助，而一般人也可以透过这些练习达到放松和稳定的效果。

当然，压力反应不是只跟呼吸有关。

我们对周边人事物的想法和观感，也会影响我们的压力反应。一个人会感受到压力、会有焦虑，可能是对过去懊恼、对未来担忧、在意别人怎么看自己，也可能是为一些莫须有的猜测而担心的结果。

这是必然的，一个人只要认为自己就是这个肉体的小自己，认定自己与人、与世界是不同的存在，自然会对所处的处境感受到压力和焦虑。

关于这一点，也就是探讨人的存在和生命的本质，正是我在"全部生命系列"用许多作品一再深入的主题。这一点，可以说跟呼吸是一样的重要，甚至是更重要。

要进入这样的探讨，一样离不开呼吸，而可以从眼前的状态开始。前面提过，集中在呼吸是很好的静坐方法。帮助自己专注在眼前的一呼一吸，而不是任由脑海种种恐惧、消极、负面的念头将自己淹没。

科学家也观察到，和没有静坐习惯的人相比，长年熟练慢呼吸而且有每日静坐习惯的人，后者的基础呼吸率更低。就像学会骑脚踏车后，我们不再需要思考怎么移动手脚、保持平衡，一上车自然就骑了起来。慢呼吸也是一样的，熟练之后，那是再自然不过的事了。

安排一个练习的时段，让自己回到呼吸

读了这么多的理论和方法，其实最重要的就是为自己安排一个时段来练习，亲身去体会呼吸的作用。

绝大多数练习是随时可以做，早上、午休或晚上睡前都可以进行。甚至像睡眠胶带，是为了帮助在睡眠守住鼻子呼吸而设计的。只要睡觉就可以进行，根本不像练习。舌抵上颚也是一样，随时可以做，是一个完全不像功课的功课。

至于其他的练习，只要能够有一个不受打扰的时段，可以把平时的分心和顾虑摆到一旁，哪怕 5 分钟、10 分钟，都是好的练习时段。

我常建议在睡前进行，这通常是大多数人最能保留给自己的时间。把原本滑手机的时间拿来做呼吸练习，将注意力由外转向内，和自己、和身心重新对焦。睡前练习 5 ~ 10 分钟，已经在调整你身心的步调。

如果做着做着睡着了，也没关系。让这个步调和睡眠接轨，让你睡着了还带着这个步调，而且更不费力。

有些步调固定的练习，例如谐振式呼吸、鲸豚式呼吸、4-4-4-4 方块呼吸、4-4-6-2 放松和稳定呼吸，熟练了，就连散步、开会、听讲、工作时都可以进行。让它成为你的"背景音乐"，这个稳定的步调会渗透到你的身体，帮助你稳住自律神经系统的平衡，让你一天下来比较自在。

接下来我会介绍一些呼吸练习，会需要你安排比较长的时间来进行。15 分钟的练习会让你有足够的空间可以投入，不至于还没尝到滋味就结束了。一些比较强烈的练习，则建议你至少安排半小时的空当，让身心在练习后有一点沉淀的空间。

说了这么多，还是希望你可以安排出一个时段，亲自去实验。不是为了练习，而是为了自己。

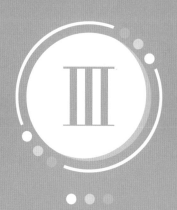

48

透过呼吸，疗愈不可能疗愈的

到了这几年，西方人对呼吸的好奇和探索，好像终于累积到一个临界点。突然之间，关于呼吸的作用和影响，除了长期的科学研究产出一些结果，也有不少关注运动科学和整体健康的专家开始推广。

然而，几十年前，主流医学还注意不到呼吸相关的主题。当时如果想找静坐的资料，还可以勉强找到一些。但呼吸的领域不可能有像现在讲究全面性、系统性、从整体出发的研究，更别说从交感和副交感神经的作用去切入，也没有人会注意到呼吸比心脏的作用更重要。

当时坊间比较有代表性的作品，大概是 20 世纪 70 年代印度瑜伽大师斯瓦米·拉玛（Swami Rama）与另两位补充医学和心血管疾病专家所合写的台湾地区译为《调息·呼吸的科学》（*Science of Breath*）。这是一本小书，用比较浅显的生理解剖语言来谈呼吸和瑜伽气脉的观念，也配合美国社会讲究实用的精神，带出一些瑜伽练习让人体验。主轴落在身心的层面，至于疗愈和意识转化的部分，并没有充分展开。

我从自己运动和静坐的体会以及所得到的医学训练，一步步摸索自己关于呼吸的理论和做法。同时也知道，这方面的研究勉强算是刚起步而已，还没有得到足够的注意。

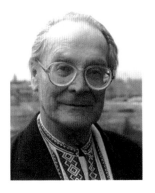

差不多到了 20 世纪 90 年代，我听说俄国有一位科学家布泰科注意到呼吸对慢性病的影响，那当然相当惊喜。

他提出一套完整的解决方法，除了亲自执行，也帮助了无数的人。前面提到的鲸豚式呼吸，正是来自他的启发。但因为他在遥远的西伯利亚，当时美国听过他的人非常少。虽然他已经有一些学生移民到欧美，也推广他的方法，但可能语言和文化都有障碍要克服，当时知道他的人并不多。

知道有这样的专家，我当然会想联系。他的秘书（后来才知道是他的继子，从小就跟他学习，也是一位医生）替他回信，邀请我到莫斯科见面。可惜因为忙碌，也就错过了。

布泰科算起来是百年前的人，1923 年出生在乌克兰基辅市郊的农场。他在二战期间成为军队技师，修理报废的汽车、坦克和大炮。1952 年从苏联顶尖的莫斯科第一医学院毕业，留在莫斯科行医，也是在最好的医院服务。

布泰科照顾许多高血压和气喘患者。他注意到健康状况最差的患者，过度呼吸的情况特别明显。但可能是老天爷捉弄他，主攻高血压治疗的布泰科，自己就有高血压，还经常头痛、胃痛和胸痛，用最好的药也没有起色。年纪还轻，他的收缩压一度升到 212 mmHg。有些医生甚至认为他没几个月可以活了。他和自己的疾病反复折腾，来日似乎不多。他照顾的病人也一样。

一晚，巡视完病房，他回自己的办公室。这时外头闪过一道非常强烈的光，他低下头，避开刺眼的强光。等他逐渐恢复视线，看到自己不断起伏的胸口和腹部，突然意识到，这种呼吸状态不是和他照顾的患者一模一样吗？

他们都呼吸过度，他自己也是。

如果生病的人都有过度呼吸的毛病，那么，会不会和大家想的都相反？不是因为生病而呼吸过度，而是呼吸过度导致生病？

如果是，那么……呼吸少一点，会如何？

他拿自己做实验，试着减少呼吸的空气量。闭气几次之后，他发现头痛和胸痛的情况好多了，而血压也几乎是立即降下来。他回到平常习惯的用嘴大口喘气，疼痛和高血压又回来了。

接下来的几天，只要想到，他就一再减少呼吸的空气量，并且练习闭气。没多久，即使不用药物，他的血压已经稳定下降。

他将自己验证过的方法教给患者，也发现光是用鼻子呼吸、搭配闭气，就能减少患者的气喘和恐慌发作。

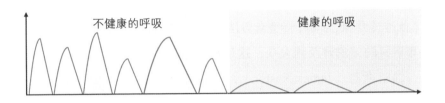

对现在的我们，尤其是你读到这里，会觉得这是再理所当然不过。但这在当时却是一个彻底刷新医学理论的观念。只是调整呼吸，竟然可以逐渐放过对药物的依赖，甚至免于手术。

在一个既定的观念框架里，真正的创新需要很长时间才可能被接受。即使布泰科想通了其中的机制，也需要一再透过自己和病人的反应来反复强化自己的信心。至于他专攻药物和外科手术的同行，根本不可能轻易接受这么单纯的疗法。

这次我在决定英文书名 *Breathe to Heal* 后，请马奕安博士帮忙整理医学和科学的资料，在其中注意到一本《呼吸，为了疗愈：走出气喘》（*Breathe to Heal: Break Free from Asthma*）。这样的巧合当然会让我想去翻，一读也就发现这本书竟然就是布泰科的学生为气喘病人整理的呼吸教材，而将布泰科的方法做了很完整的介绍。

这个巧合，当然会让我回想起 20 世纪 90 年代跟他接触的经过，透过信件来来回回联系才拿到一本很薄的小册。现在想想，那大概就是他们早期推广的材料，很不容易才从俄文翻译成英文。从那样的情况开始推广，有多少路要走？

当年布泰科出身遥远的乌克兰，后来又从莫斯科到更偏僻的西伯利亚，到晚年才被少数西方人知道，但现在情况已经有了转变。有愈来愈多年轻人，因为用呼吸的方法解开自己的身心状况，发现呼吸是一个全面提高健康、体能、心理状态的门户，而用自己的方式去体会、去推广。

像麦基翁（Patrick McKeown），一个很朴实的爱尔兰年轻人，用布泰科的方法从气喘的问题走出来，更亲自到俄罗斯跟布泰科学习。他透过开课、演讲，将整套方法带出来。也陆陆续续写了好几本书，将布泰科的方法普及到大众，这是很了不起的。

像奈斯特（James Nestor），一位记者，找遍各种方法想要疗愈自己的焦虑、沮丧、长期疲劳和反复发生的肺炎。他进入瑜伽、布泰科的方法、自由潜水、亲自试验鼻子和嘴巴呼吸带来的身心变化……并将自己的探索记录写成书。精彩的过程，让新书才出版就进入 2020 年《纽约时报》全美畅销书排行榜。

像温霍夫（Wim Hof），一个想走出丧妻之痛的荷兰人，进入了强烈呼吸、低温冰浴、瑜伽和静坐的世界。他不但走出了伤痛，更用自己的方法分享出来。

还有许多的瑜伽老师、投入自由潜水和各个领域的运动员，都用他们的方式向这个世界描述他们所体验到的——呼吸带来的疗愈。

我看着这些热心的年轻人，也感觉到一种安慰。他们找到自己的方法，可以养活自己和协助推广的人，而更重要的是希望帮助更多人像他们一样，能够用最不费力的方式，从一般人认为治疗不了的疾病走出来。

这是他们的菩萨道。

49
一切都是颠倒的

20世纪50年代后期，布泰科希望能有更多的资源，来确认他的想法和方法是不是真的可行。他接受苏联医学科学院的邀请，远离繁华的莫斯科，到西伯利亚中部的学院城（Akadem-gorodok）继续建立他的呼吸治疗理论和方法。

在那里，布泰科亲自设计设备，分析几千名患者的生理参数，得到和美国耶鲁大学生理学家韩德森类似的发现——尽管那些病重的患者呼吸异常沉重，但他们血氧水平其实相当正常。也就是说，并没有呼吸不足的问题。

布泰科训练了一些看起来比较健康的患者，让他们的呼吸尽量配合个人代谢的需要，也就是再把呼吸量减少。许多气喘的患者都因此得到了帮助，而可以恢复正常生活。

用鼻子呼吸，让呼吸量减少，这个原则后来成为他教导的呼吸练习的基础，也为许多人找回健康和活力。

尽管有这么好的效果，他的方法一直到20世纪80年代才被苏联政府认可为气喘疗法，而到近期才得到西方医学和学术界的认同。

布泰科的治疗之所以有效，首先，他反过来想出过度呼吸是因，不是果。其次，他提出一个很有意思的观念：其实气喘本身是一种代偿，来减轻过度呼吸带来的冲击。

他认为各种呼吸道疾病，特别是过敏和发炎，包括气喘、扁桃体肿大，都可能是一种代偿，由呼吸道本身造出呼吸的困难，阻止我们不要再呼吸过度。

这在长期用嘴巴呼吸而严重缺氧的人身上，是特别常见的情况。

从感染的概率来看，这也很合理。嘴巴呼吸时，进入的空气没有经过鼻子的过滤，扁桃体反而成为灰尘、毒素和微生物聚集的第一线，自然容易发炎。

布泰科的观点颠覆了大多数人的想法。一般会把气喘当作一种免疫系统的过敏疾病，而扁桃体肿大是发炎疾病。面对气喘，会想办法用气管扩张剂纾解呼吸困难，尽快恢复原本的呼吸；而扁桃体肿大则是用手术切除来处理。

从我的观察，这两种方法都不是从问题的根源着手。我们硬生生取消一个机制，只会让身体去采取更偏的方法来代偿。布泰科的做法说起来类似道家或同类疗法，是顺着身体的需要去引导，而不是直接把困难拿走。

他把气喘这类呼吸困难的问题，看作是身体对于呼吸太多而有的代偿。那么，要解决呼吸的困难，只把呼吸变得容易是不够的。那样呼吸量还是太大，早晚身体又要把呼吸变得困难来对抗它。

这很违反一般人的常识，毕竟现在很多人认为气喘是一个过敏性的问题，几乎不会想到跟呼吸的习惯有什么关系。

一个人很费力地喘、想要取得空气，布泰科并不是给他气管扩张喷剂去放松气管，让他得到更多空气，而是教他怎么把呼吸变小、变慢。也就是把呼吸恢复到原本的韵律，而且是不会造出过度呼吸的韵律。

他让病人把呼吸变细、变慢，甚至平时多练习闭气。这种做法像是一种同类疗法，顺着呼吸困难的方向，让呼吸量再少一些。解决了呼吸太多的问题，身体就不需要再用那么激烈的方式来减少呼吸，也就可以解开气喘的发作。

布泰科对呼吸的看法很有意思，他很重视呼吸的韵律，而把呼吸本身当作一个有生命的对象，透过呼吸的节奏重新设定整体的步调，包括代谢、心跳、血压……而他的学生会用一个很生动的比喻来教气喘的病人体会呼吸，我也请马奕安博士画出来和大家分享。

我们跟呼吸的关系，就好像自己养了一只宠物蛇，和它是友善的。这只蛇，在舒服的状态下，它的律动是温和的。就像我们的呼吸，只要没有特殊的需求，呼吸应该是顺的、和谐的。

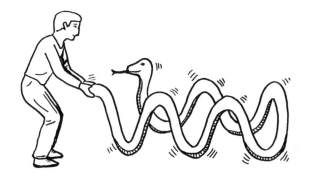

但如果这环境不对劲，像是一个人自律神经失调、体内环境失衡、情绪和生活习惯有很大的波动，那么这只蛇也不自在，它的律动会是激烈甚至暴躁。反过来，折磨它的主人。

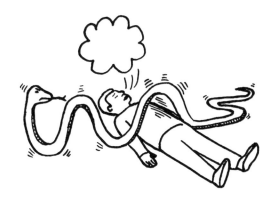

要让呼吸恢复正常，我们是用一种爱护小生命的心情来面对呼吸。是轻轻松松跟呼吸玩游戏，而不是很刻苦地去做什么改变或练习。

为了减轻过度呼吸造成的失衡，布泰科的方法会主张少呼吸一些，甚至规律练习闭气。

一方面减少进出身体的气体量，另一方面则是降低化学受体对血液二氧化碳含量的敏感性。

当然，认定过度呼吸是一切问题的源头，多少也小看了身体运作的整体性。后来布泰科的学生也做了一些调整，除了用更多方法来教人减少呼吸量，也鼓励从饮食、运动……全面改变生活习惯。

布泰科 75 岁时，一个夜里在回家路上被 3 个壮汉用钝器攻击。他们以为他死了，趁没人看见就逃走，把他遗弃在雪地，没有人想到他能从这么严重的伤害活过来。尽管健康受到很大损伤，但他还是继续治疗和教学。人生最后几年更受邀到英国、德国、新西兰等地，分享他的疗法。

布泰科活到 80 岁，一生都在实践自己的发现。晚年他不太需要饮食，也睡得不多。常常独自安静坐着体会呼吸，练习闭气。有时闭气可以长达几分钟。

布泰科生命的最后几天，尽管精神很不错，但他坚持请太太带他上医院去。医生为他做检查，认为他健康情况非常好，还可以活十几二十年。但布泰科隔天就过世了，就好像他本来就知道时候到了。

虽然布泰科是乌克兰人，说的是我们不熟悉的俄语，经历过时代的变化，个人也遭受许多打击，但他活得就像一个道家。

一个道理只要是真实，在哪里，都会有人发现它。

50

强化横膈膜，做一种整体的呼吸

呼吸是一个整体的运动，我们其实可以培训自己的肌肉达到深、沉、效率高的呼吸，让吐气能够持续长且细，而完整发挥肺部的功能。

我过去介绍的呼吸方法，特别谈到将呼吸减少、放慢，有不少练习是来自布泰科的启发，接下来要谈的"内呼吸练习器"也是一样。

会推广这个简易的装置，是因为它用水的重量温和而稳定地在吐气时带来阻力，还可以随个人状况调整练习的强度，而吐气时发出的水声，能帮助使用者评估吐气是否细长而稳定。这就好像一位好老师，能随时陪伴你练习，而且让你知道自己做得如何，要怎么去改善。

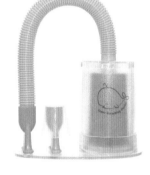

这个装置的重点，在于训练横膈膜和相关呼吸肌肉的稳定度。练习时用嘴巴吸气、嘴巴长吐气。将注意力保持在身体的下方，差不多腹部丹田的位置。保持短吸长吐的步调，例如吸气2秒，吐气8秒，规律、缓慢而稳定地进行，1次10分钟左右。

掌握了这种有韵律的呼吸，我们也自然体会到一种和自己分不开的节奏，而这节奏是活的，让人愉快，而让人自然放松。

这也就是前面提过的鲸豚式呼吸。

呼吸时带着阻力而让吸气正常、吐气尽量拉长，甚至吐气几乎成为呼吸的全部，也是一种自然而然达到闭气的方法。

当然，前面谈了许多鼻子呼吸的好处，也许反而让你对嘴巴吸气吐气有点顾虑，担心排出过多二氧化碳而导致体内失衡。但这个装置的设计本身已经考虑过这个问题，不会让二氧化碳过度流失。

对着套杯吐气，会使套杯里的二氧化碳浓度增加，这使得从口腔吸回来的气体有较高的二氧化碳，不至于因为嘴巴吸吐量大带来的过度呼吸，而使体内二氧化碳浓度下降太快。

当然，你也不用担心吸入过多的二氧化碳。别忘了二氧化碳可以帮助血管放松，还可以让血红素更容易将氧气释放出去，让缺氧的细胞、组织和器官得到氧气。

前面提过，一些朋友对二氧化碳浓度高起来，会有很强烈的反应。如果一运动就喘得厉害，自然会懒得运动而影响体能。这时除了做一些闭气的练习让身体慢慢适应，用内呼吸练习器也是一种温和的方式来帮助适应二氧化碳的累积。身体习惯这种状态后，体能表现会得到改善。

一位同事最近告诉我，她本来有气喘，为了要教同仁使用内呼吸练习器，她自己练习了一阵子。接下来，气喘再也没有发作过。她当时不明白这些原理，但亲自去做，就得到了好处。

确实是如此，关于疗愈，亲自去体验，远比理论重要得多。

心情平顺而且很愿意来进行，会有最好的效果。使用时如果不舒服、不自在，先暂停下来或稍微减少练习时间，给身体一些自我调整的空当，早晚会跟上来的。只要持续去做，真正的健康虽然急不来，却也慢不了。

呼吸的状态稳定下来，除了呼吸变慢，就连生活步调也会跟着变化。不知不觉，走路、讲话、听别人说话、阅读、做事都已经随时在做这种新的内呼吸。身体感觉很平静，你注意的重心是沉淀而稳重的，健康也跟着来了。

如果手上刚好没有这个设备，也可以慢慢地深吸气，然后闭起嘴巴留一个小缝，把脸颊鼓起来，好像吹气球一样慢慢地从嘴唇的缝吹出去。可以的话，让吹气长达 10 秒。

这是一个手边没有器材时的替代做法。效果虽然不像使用内呼吸练习器那么明显，但它本身也带来一个回压，而对我们的气脉打通是相当重要的。

可以的话，一天做三四次。正在经历内分泌变化的人，无论男女都很容易感到不对劲，身体会酸痛。做这样的练习，会带来一个重新整顿的效果。

51
生理有一种奇妙的谐振

前面提到呼吸是有韵律的，而这韵律本身就反映了身体的节奏和步调。我在《真原医》开始谈谐振的观念，也就是一种让身体最不费力运作、带来最好健康的韵律。

当然，谐振是一个物理的观念，不见得很容易理解。我在这里先用跳绳来做比喻。大多数人都会跳绳，也许 1 个人跳或 2 个人一起跳，甚至有多人一起进行的团体跳绳项目。一个人自己跳绳，手、脚、身体自然会整合出一个自己的步调来跳。多人的团体跳绳，则由 2 个人牵绳子决定步调，而要跳进去的人在旁边数着拍子，抓到正确的瞬间切进去。

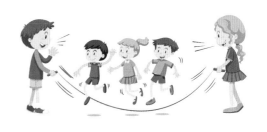

我们身体的运作，也有类似的韵律存在着。本来不同的部位，就有各自的运作频率。要怎么找到一个关键的功能，像绳子一样去带动各部位的运作，而且最好让各部位的运作能互相加成，而不是相互抵消，白白浪费能量？

答复这个问题，也就揭开了健康的关键。

这几十年，有一种称为"生物反馈"的科学研究，就是在探讨这个道理。科学家会在受试者身体各部位装上侦测器，将所接收到的脑电波、血压、心跳、皮肤温度、呼吸频率等信息回传到生物反馈仪，做进一步的计算和处理。计算结果很快就会出现在荧幕上，方便我们看到各部位运作的起伏。

　　　　　　　　　　　　　呼吸，为了疗愈

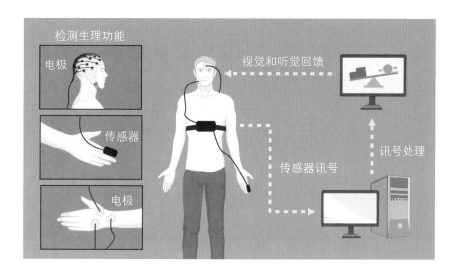

检测生理功能

电极

传感器

电极

视觉和听觉回馈

讯号处理

传感器讯号

这些生理信息可以再进一步处理。我们如果把身体当成一个振荡器（oscillator），不同生理功能的数据透过一个物理和数学的转化 [快速傅立叶变换（Fast Fourier Transform）] 可以将随时间变化的情形在各个频率上展开，再把各个频率的变化情况转化成能量或说"功"，用这样的频谱分析（power spectrum analysis）来评估各个生理功能在某个频率上，对系统的贡献有多大。

我在《真原医》中"心脑相依"这一章就用过这方面的数据，来说明一个人带着同情和关怀的心情，自然带动心脏和脑部的同步运作，而让心率变异和脑波在 0.1 赫兹（也就是 1 分钟 6 次）的频率上，都出现作用最大的频率峰。

我在前面的书也提过，将呼吸频率降到每分钟 6 次，可以使呼吸与心脑血管系统同步，让身体顺着梅尔波（Mayer waves，一种由动脉血压变化来主导的韵律）来运作。梅尔波的数值和动物的体型与结构有关，大鼠是 0.4 赫兹，兔子是 0.3 赫兹。人是大约 0.1 赫兹，也就是一秒 0.1 次变化，相当于一个周期约 10 秒，而 1 分钟可以容纳 6 个周期，也就是 1 分钟 6 次。

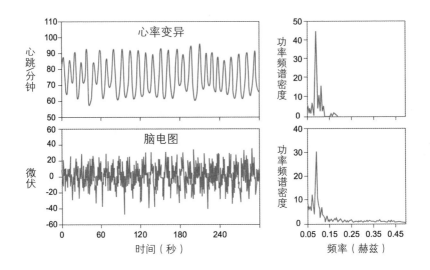

生物反馈仪除了可以侦测身体运作，也可以透过视觉或听觉的反馈来帮助培训身体。比如说，在荧幕上播放类似下图的波形，让人看着这样的波形来呼吸，让吸气约 4 秒长，吐气约 6 秒长。

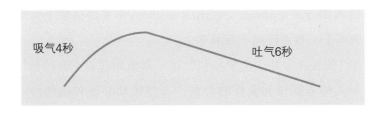

这样的呼吸，1 次呼吸约 10 秒，1 分钟有 6 次呼吸，是可以同步、可以谐振的频率。当然，采用吸气和呼吸都是 5 秒的呼吸，也一样符合 1 分钟 6 次。

这么做，透过生物反馈仪，很快就可以在荧幕上看到迷走神经活化起来的讯号。使用者会观察到吸气时心跳会加快，吐气时心跳慢下来。这是呼吸和心窦之间的一个反射反应。透过这样的生物反馈，可以让人高血压的状况改善 30%，作用非常明显。

有这样的信息在眼前，对一些讲究眼见为凭的朋友是很有帮助

　　　　　　　　　　　　　呼吸，为了疗愈

的，让他们知道做这些呼吸的练习可以改善身体的情况。当然，实际在练习时，并不需要这么复杂的仪器。光是懂得掌握呼吸，就可以得到健康的效果。

有一系列的研究，是我一再引用的。意大利帕维亚大学的心脏科医师柏纳迪（Luciano Bernardi）请受试者用拉丁语朗诵"圣母经"，或朗诵密宗的六字大明咒，发现他们的呼吸会自然而然减少到每分钟 6 次，而且血压会跟着下降，而心脏功能与脑部的血液供给都得到了改善。很明显，降低呼吸频率本身就能帮助心血管和脑部的运作，而协调身体机能。

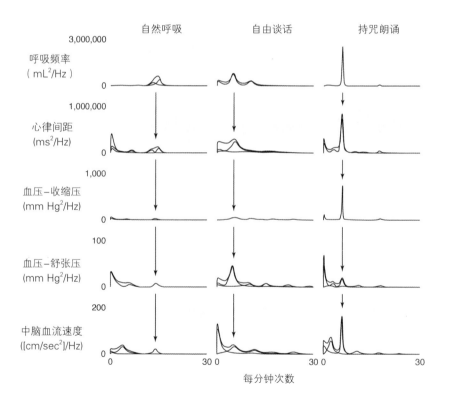

柏纳迪医师还进一步发现，1 分钟 6 次的慢呼吸可以改善心脏衰竭患者的血氧和运动表现。健康的运动员也有类似的反应，持续 2 年，

每天早上练习 1 小时慢呼吸和瑜伽，可以让运动的效率更高，耗氧量减少，血液乳酸降低。

无论唱歌、重复一些短句或持咒，只要能进入 1 分钟 6 次的呼吸，也能强化梅尔波，让呼吸、心血管和脑部活动的运作同步，让身体效能更好并减少劳累。对大多数人来说，呼吸落在 1 分钟 6 次的频率，就可以增加大脑、呼吸和心血管之间的协调和连贯性。

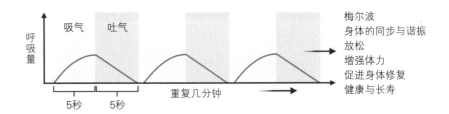

回到前面跳绳的比喻，身体的各部位本来数着自己的拍子、有各自不同的步调，但心境和呼吸像绳子带动全身进入一个可以一起运作的步调。当呼吸的步调和各自的步调达成一种协调，也就能够一同顺畅运作，不会有人跟不上或绊倒。在这个协调的步调一起运作，是最有效率而不费力，比原本各守住各的拍子时更顺畅。

透过谐振，呼吸可以影响到心脏、影响到消化、影响到血压。是透过谐振，才可以影响到全部。

呼吸，为了疗愈

52

呼吸是王，带动全身的节奏

呼吸疗愈的机制，也离不开自律神经系统交感和副交感神经作用的平衡。

透过自律神经的分布、运作以及意志可以掌控的程度，呼吸就像是影响整个身体运作的国王，而其他功能都在呼吸的下游。透过呼吸，我们可以培训心脏的波动，甚至更进一步培训任何身体的器官。

我前面提过，一般会说心肺功能，但应该把"肺"摆到"心"的前面，反映呼吸带动心血管的事实。是呼吸可以影响心脏的频率、代谢和整体健康，倒不是心脏为主，让呼吸去配合。

这种说法，可能跟一般专家的想法刚好颠倒。毕竟过去都认为心脏是没办法人为控制，而心脏只要不跳，人就没有生命，自然会以心脏为主。但从我的角度来看是刚好相反，光是跟着引导用慢步调来呼吸，就已经在活化副交感神经的作用，而血压和心跳都可以降下来。反过来，呼吸快，也自然活化交感神经作用，让心跳加快。

要表达心脏的效能，我们有一个衡量方式可以去了解，像是心跳快可以到多快，慢可以到多慢。这样的衡量又称为"心率变异"（heart rate variability，HRV），代表心脏能允许的心跳速度范围有多大。

用更具体一点的方式来表达，就像下页这张含着 4 次心跳资料的心电图。你会看到每个心跳的间隔不同，最短间隔 0.765 秒，最长可以到 0.901 秒。从间隔时间也可以反推心跳的速度，算起来，这 4 次心跳的速度从 1 分钟 66 次到 1 分钟 78 次。

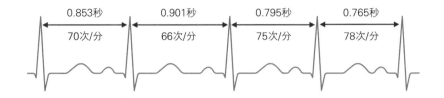

以前我们测心跳，要用听诊器或测脉搏，计算半分钟或 1 分钟跳了几下。现在很多人用的运动手环，则是从手环侦测到的脉搏，得出脉搏与脉搏的间隔时间，再反推心跳速度。你会看到手环的数字不断跳动，而不是一个定值。

如果一个人很紧张，交感神经的作用很高，心跳当然会快。这时副交感神经放松的作用不够，心跳间隔很紧缩而没有多少变化的空间。这就是我们说的"心率变异"低。

假如副交感神经放松的作用够大，可以缓住交感神经紧绷的作用，那么心跳与心跳之间的间隔可以长也可以短，这就是"心率变异"高，也就是心脏还有反应的余裕，可以快也可以慢。

就像我在《疗愈的饮食与断食》中谈代谢的灵活性，心率变异反映的是心脏功能的灵活性。既然心率变异离不开交感、副交感的作用，它当然也受很多因素的影响，包括饮食、是在一天哪个时间测量、压力、运动、呼吸频率、老化程度。心跳平均速度相同的人，心率变异可能有很大的不同。

就像下页图，平均来看，心跳（红线）都是 1 分钟 70 下，但你可以看到心率变异很不一样。上面的人有很好的心率变异，最快和最慢的心跳速 1 分钟可以有 20 次的差异，而下面的人 1 分钟只有 5 次变化的空间。

同一张图，也有他们呼吸状态的信息（蓝线）。你会看到红线和蓝线的趋势大概是一致的，可以说呼吸带动了心跳，或心跳反映了呼吸。呼吸慢，有副交感神经的放松作用在踩刹车，而没有那么

呼吸，为了疗愈

多交感神经紧绷的作用，心跳就可以快也可以慢。但如果呼吸急促，副交感神经放松的力道很小，而交感神经紧绷的作用不断在踩油门，那么心跳速度的变化范围也就被压得很窄。

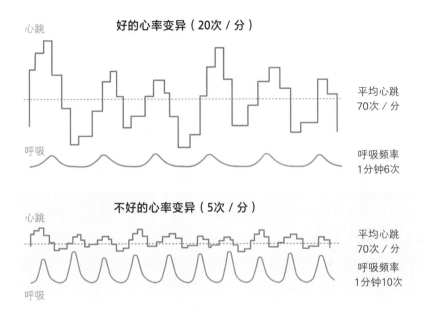

光是把呼吸频率降下来，不光影响呼吸深度和气体交换的效率，连心血管的运作也跟着受影响。用系统协同运作的角度来看，比起1分钟10次、1分钟6次的呼吸速度更符合谐振，而有利于系统顺畅而且有效率的运作。

心率变异大、呼吸效率好，身体在谐振的状态下运作，我们自然体会到健康。心情稳定，不容易焦虑，而头脑清晰，精神充足。心率变异高，副交感神经的作用是随时在活跃的。而心率变异低，也就是副交感神经的作用随时被抑制，或者说，反映了自律神经的失衡。

一个人每一个运作随时回到谐振，不光是进入一种不同的意识状态，甚至我会说是一种不是状态的状态，或者说是一个低于零点的奇点。

53

从身体的谐振，把身心平衡找回来

我在《真原医》中就提过，心脏本身是一个振荡器，有它自己基础的频率。而我们的身体也可以看作是一个振荡器，或者说像一个鼓。你敲对了某一个频率，它会达到共振。

问题是，怎么去敲这个鼓？

前面会谈呼吸有国王的地位，也说过呼吸的作用在心脏之前。对大多数的人来说，可以和 1 分钟 4 ~ 7 次的呼吸配合起来的频率，就能让心脏和其他功能的运作稳定落在这个基础频率上，而可以达到谐振，几乎没有阻碍，能量的耗损达到最少。

1 分钟 7 次不那么容易计时，我在《重生》中带出来的谐振式呼吸是从 1 分钟 6 次开始，这对一般人比较容易切入。我自己平常则喜欢用 1 分钟 5 次到 4 次的频率来做谐振式呼吸。这个数字每个人不一样，有些专家认为和身材大小也有关。

身体在不同步的状态下，就像下页图左边，各个运作不光没有同步，有时还会互相扯后腿。一个功能要上升，反而遇到另一个功能要下降。要满足身体的生理需求会更费力，各部位都需要做更多的努力。

透过呼吸落在一定的频率，则把不同部位给同步起来。就像下页图右边所表达的，这时不光没有能量的耗损，反而还因为系统间的配合，让身体运作不那么费力就能满足生理的需求。

1 分钟 4~7 次呼吸的状态是最能放松，阻碍最小，而这时的振荡可以达到最大。我之前在《短路》中用电学的比喻来讲，在没有电阻时，连小到千分之 1 安培的电流都可以把电路烧掉，这是一样的意思。

呼吸，为了疗愈

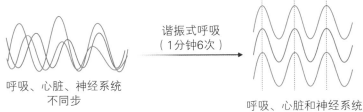

呼吸、心脏、神经系统
不同步

谐振式呼吸
（1分钟6次）

呼吸、心脏和神经系统
运作同步而协调

在这个状态下，身体各部位的运作跟呼吸同步时，所有器官例如心脏是最放松的，拥有最大的心率变异度。同步的意思是，吸气时，心跳也最高；吐气时，因为没有阻碍，心跳速度也降到最低。

再换一个角度讲，心跳的速度，跟呼吸有直接而密切的关系，也离不开胸腔的压力。吸气，心跳加快，血进入心脏。吐气，心跳慢下来，血液流出。

如果一个整体里所有系统都以各自最好的状态运作，而且彼此间是和谐而贯通的，就会出现这种一致性的状态，也就是我所说的"谐振"。

科学家是后来注意到慢呼吸和静坐的好处，但几千年前的僧侣和瑜伽士早就知道了。无论哪种祈祷，都会让我们呼吸放慢，而让身心平静下来。

西方家庭用餐前的感恩祈祷，也让慢呼吸有机会进入生活。饭前短短祷告，表达对饮食和一天的感恩，是一个让呼吸缓下来、活化副交感神经放松作用、让身体为消化工作做准备的机会。用餐时，用两边牙齿好好咀嚼食物，也是配合副交感神经的作用，而有助于消化。

迷走神经有80%的信息流动是从身体流回脑部，也就是想让身心平静，不需要从脑的思考发出"安静！"的指令，而是让身心的运作缓慢下来，让"安全了"的讯息回传到脑部，让大脑安心。

减少呼吸次数让人放松，是透过活化迷走神经的副交感神经作用来达到的。光是降低呼吸频率，就等于是向大脑发送"可以放松了"的指令。

练习谐振式呼吸

呼吸，能达到这个训练身心、带动身心的效果。

每个人的身心都有自己一个最低、最稳定、最基本的频率，会和 1 分钟 4~7 次的呼吸频率共振，有些人会把它称为是共振频率（resonance frequency）。

一个人找到可以跟基本频率共振的呼吸速度，也就继续这么练习，让自己随时可以落回到这个最根本、最稳定的频率。

这就是我当初录制《重生》谐振式呼吸的用意，不光是透过一定的步调帮助你稳定呼吸，包括前面的引导以及磬声与鼓声，都可以帮助你安定自己。

我在录音的时候，特别请两位出家师父带他们平常做朗诵功课的鼓和磬来，配合 1 分钟 6 次、5 次、4 次的步调来录音，而特别将 1 分钟 5 次的步调录制成 1 小时。

1 分钟 6 次：1 次呼吸 10 秒，吸气 5 秒，吐气 5 秒。

1 分钟 5 次：1 次呼吸 12 秒，吸气 6 秒，吐气 6 秒。

1 分钟 4 次：1 次呼吸 15 秒，吸气 7.5 秒，吐气 7.5 秒。

每个人适合的步调略有不同。你可以都试试看，选一个做起来最顺的步调进行一阵子。睡前用 15 分钟来做，平时工作或做事的空当可以拨 5 分钟来做。熟练了，很快就能体会到肩膀放松，而心情不再那么急躁。

如果能用这样的步调入睡，搭配前面讲的睡眠胶带，让整晚保持鼻子呼吸，那是再好不过。

呼吸，为了疗愈

我们一整天都在透过交感神经紧绷的作用踩油门加速，但现在透过呼吸，就可以把副交感神经放松的作用唤醒，让它慢慢踩刹车，把速度降下来。

我也观察到，现在许多年轻的孩子长期处在交感神经作用比较强的状态，而对身心带来很大的刺激。特别是个性内向、容易紧张、比较求完美、比较谨慎的孩子，他的交感神经作用可以说是随时在发动，也就常有肚子痛的情况。但只要能有一个方法帮他踩一个刹车，他本身对痛也就没那么敏感了。

成年人也一样，有些不光是紧绷，甚至是随时在一个受伤的状态。不要说是外头的刺激，就连自己的一点念头和情绪都可能刮开内心的伤口。因为怕再进一步受伤，往往不自觉地在重复的念头和情绪里打转，走不出来。在这种状态下，他的心思完全被创伤锁定，很难听进去生命更深的道理。

谐振式呼吸，对这样的朋友是很好的开始。把副交感神经放松的作用带起来，让身心柔软而恢复一点弹性，准备他真正进入心灵的旅程。

当时我在录音的时候，跟两位出家师父商量过要不要把吐气拉长，后来决定配合《呼吸的自愈力》的方法，先录吸气和吐气等长的版本。

尽管当初录的是等长的版本，但是谐振式呼吸不只如此。举例来说，吸气 4 秒、吐气 6 秒也可以符合 1 分钟 6 次呼吸的步调。或者你也可以搭配闭气改成吸气 3 秒、闭气 2 秒、吐气 5 秒 "3-2-5" 呼吸，也一样符合 1 次呼吸 10 秒、1 分钟 6 次呼吸的条件。

这些方法你都可以尝试，透过一些手机 App 帮助你计时，也是很好的辅助工具。

虽然带出这么多方法，但我还是要再次提醒：做这些呼吸练习，不要太认真、太严肃，好像不能漏掉或错过一秒似的。掌握了原则，带着快乐、好玩、有趣的心情去做。至于是不是做满几分钟，是不是做对或做错，一点都不重要。

　　你对自己很诚恳、踏实地采用这些方法，让兴趣带着你走下去。如果这时还要谈收获，那么，用这种心态去进行，会让你得到最大的收获。

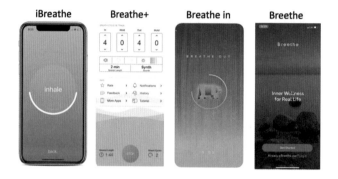

呼吸，为了疗愈

54

透过呼吸，减轻 COVID 长期后遗症的冲击

前面提到，许多慢性疾病是身体各部位失去协调的结果。但我们一起走到这里，我相信你已经开始体会这样的可能：透过呼吸带来的谐振，我们可以把整体的协调找回来，恢复健康。

会写这本书，其中一个动机也是希望陪大家走出这几年 COVID-19 大流行和长期后遗症的冲击。需要留意的，不光是染病和后遗症，还包括目前采用的治疗方法和生活改变带来的影响。

举例来说，即使现代技术十分先进，让人类用史上最快的速度得到了目前看来堪用的疫苗，但大家都知道疫苗并不保证不会感染，更别说仍然不清楚长期副作用。长时间维持社交距离对身心健康的影响，也需要关注。

经过这几年，许多朋友知道感染 COVID-19 有一定的概率会产生后遗症，但并不清楚这些后遗症具体的情况，也不知道自己可以怎么应对。

关于这个疾病，未知远比已知多得多。专家也不完全知道为什么有些人会有长期后遗症，而其他人可以平安度过，甚至好像没有症状。有专家估计 5% ~ 50% 的染病者可能会有长期的 COVID 后遗症。初步看来，最初感染 COVID-19 的严重程度以及年龄（高龄）、性别（特别是女性）、肥胖、气喘、焦虑和忧郁等因素可能都有关系。

一般会提到的症状主要是疲劳、喘不过气和记忆力减退，其他包括发烧、咳嗽、头痛、耳鸣、嗅觉或味觉丧失、失眠、认知障碍、关节痛、焦虑和忧郁等至少 50 种症状。有些 COVID-19 并发症相当棘手，例如心肌炎、重症加护后症候群（post-intensive care syndrome）和

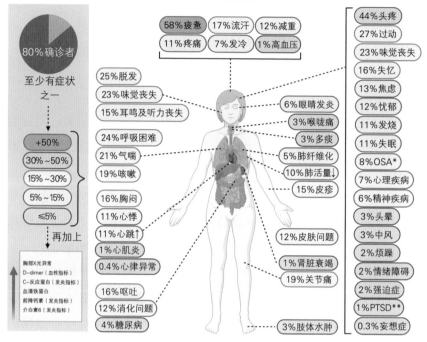

COVID-19后遗症

58%疲惫 | 17%流汗 | 12%减重
11%疼痛 | 7%发冷 | 1%高血压

44%头疼
27%过动
23%味觉丧失
16%失忆
13%焦虑
12%忧郁
11%发烧
11%失眠
8%OSA*
7%心理疾病
6%精神疾病
3%头晕
3%中风
2%烦躁
2%情绪障碍
2%强迫症
1%PTSD**
0.3%妄想症

80%确诊者

至少有症状
之一

+50%
30%~50%
15%~30%
5%~15%
≤5%

再加上

胸部X光异常
D-dimer（血栓指标）
C-反应蛋白（发炎指标）
血清铁蛋白
前降钙素
介白素6（发炎指标）

25%脱发
23%味觉丧失
15%耳鸣及听力丧失
24%呼吸困难
21%气喘
19%咳嗽
16%胸闷
11%心悸
11%心跳↑
1%心肌炎
0.4%心律异常
16%呕吐
12%消化问题
4%糖尿病

6%眼睛发炎
3%喉咙痛
3%多痰
5%肺纤维化
10%肺活量↓
15%皮疹
12%皮肤问题
1%肾脏衰竭
19%关节痛
3%肢体水肿

* 堵塞型睡眠呼吸中止症
** 创伤后压力症候群

一些续发性感染。

除了"症状持续至少两个月"这个条件，COVID-19长期后遗症没有更明确的诊断标准，也没有大家都认可的疗法。唯一有共识的是：人本来的健康状况是决定COVID-19症状严重程度、会不会有长期并发症或后遗症的主因。

COVID-19长期后遗症的影响，在欧美看得比较清楚。新闻会报道名人，特别是明星和体育选手在感染COVID-19后很长一段时间仍然脱离不了种种后遗症，包括疲惫、头脑不清楚、心脏负荷不来、呼吸困难而影响专业表现的实例。此外，心血管发炎和凝血异常的情况相当常见，也有猝死的报道。

即使幸运保住生命，这些后遗症自然让人注意力、精神、体能都下降，而连带对自己的观感会有负面的影响。如果连自己原本最擅长的事都做不了，人难免会失去自信。长期下来，也可能衍生种种心理健康的问题。

亚洲的朋友要面对的情况是更难以评估，毕竟大规模感染到2022年年底才发生，而短时间内感染人数是史无前例的多，病毒变异的程度更难以预期。现在只知道有肺部症状的比例偏高，至于日后长期后遗症对整体的影响，我想，连专家也还无从讨论起。

前面提到，个人的身心健康状态和症状强度有关。所以，无论感染与否，我们每一个人可以为自己做最佳的准备，也就是从呼吸、运动、饮食、心理管理等层面，去改善个人的体质。

COVID-19 的短期症状和长期后遗症离不开发炎反应，任何有助于减轻发炎体质的调整都值得采用，像是规律运动、减糖饮食、间歇性断食、适当的睡眠和休息、学习压力和心情管理。我也会提醒身边的朋友多接触大自然，多晒太阳让身体生成足够的维生素 D，这是身体天然的抗发炎剂。当然，也可以另外补充维生素 C、维生素 D、采用微量元素或用微量元素培养的菇蕈类。

要调整体质，也离不开呼吸。你已经学会怎么放慢呼吸、减少呼吸量、尽可能用横膈膜腹式呼吸、把吐气拉长。这些都可以帮助提高副交感神经放松的作用，促进身体疗愈与修复，包括降低发炎反应。

我在第 17 章提到的班森医师，他进行过一项研究，让一般人学习用深而慢的呼吸来静坐，每次静坐 15 分钟，这么练习 8 周。结果发现，养成静坐习惯后，血液里的基因表现量有了变化，参与能量产生和 DNA 保护的基因表现量增加，而与发炎和压力反应有关的基因表现量得以减少。

此外，这种深而慢的呼吸，对于重建肺部功能、提高气体在肺部的交换效率是格外有帮助。我在前面已经带出一些腹式呼吸的练习，包括用内呼吸练习器来帮助建立呼吸肌肉和呼吸的韵律。我也提醒朋友多做放松呼吸肌肉的结构调整运动，从身体结构的层面来帮助呼吸。

有些朋友已经懂得用睡眠胶带帮助自己尽量守住鼻子呼吸，以减轻呼吸道感染和症状，并诱导鼻腔一氧化氮的形成。这会带来减轻发炎、抗病毒、支气管扩张和血管舒张的作用，让呼吸更顺畅。

恢复身体各部位的协调是回到健康的关键。所以，也别忘了谐振式呼吸，用 1 分钟 6 次的呼吸步调重新带动大脑、心脏和自律神经系统的同步与连贯性，用最不费力的方式，帮助自己找回健康。

55

用呼吸的阻力和振动，帮身体把脉

如果你还记得，第 41 章提到一位音乐家教人呼吸练习，不光帮助其他音乐家表现更好，就连运动选手和严重的肺病患者都可以得到帮助。他的方法，除了按摩放松呼吸肌肉，也离不开朗诵。

朗诵，包括唱歌，本身就是一种呼吸的练习。我们大多数人会喜欢歌唱，除了享受音乐的旋律和节奏，还有一部分是因为歌唱本身。尤其拉长音在呼吸道和肺部带来阻力和振动，可以带来放松，让人身心舒畅。

我最常带领大家做的呼吸练习，可能也就是朗诵。

朗诵发声，是声带收缩而有的，而自然在呼吸道带来阻力。前面也提过，我常带大家做 Om 的朗诵，可以带动头脸鼻腔共鸣的振动，刺激鼻窦释放更多一氧化氮。一氧化氮有杀菌和抗病毒的效果，也带来更多的放松。

时间长了，这种随呼吸和发声带来的阻力，还可以强化呼吸肌肉的作用，让更多肺泡打开，而提高肺部气体交换的效果，改善肺部的功能。

这对一些受 COVID 后遗症影响的朋友，会是很有帮助的一个练习。

除了 Om，我也会带大家将一些元音和子音组合起来朗诵，带动深的吸气，然后用长的吐气朗诵。这时，朗诵在身体各部位带来的振动，一方面就像把脉一样，帮助你体会身体哪里比较紧绷或有微微堵塞；同时也是一种温柔的按摩，透过振动，把这些结给打开。

我还时常带大家朗诵 Om Ah Hum，配合身体动作来进行。像朗诵 Om 时把手像莲花一样摆在胸前，而在朗诵 Ah 时双手合掌，带着祈祷的意念。Hum 则带着一个往下的动力，让人在放下的同时也和大地连起来。

当然，这些朗诵还可以搭配观想而有种种的变化，都是为了适应眼前身心的需求而做调整。

在做朗诵时，每个音到最后都把嘴巴稍微闭起来，体会从鼻腔扩散出去的振动。这也是一种瑜伽的练习（*bhramari*），就像温柔地为喉头后方肌肉和颈动脉按摩。除了刺激鼻窦释放一氧化氮，还能带动迷走神经放松身心。

这些朗诵，你可以一早起床就做，也可以在淋浴、泡澡很自在的时候进行。每个细胞都会感谢你为它们做这些朗诵，让全身沐浴在振动中，得到一种新鲜的气息。

走到这里，你大概也发现了，从生理、化学、物理到神经电生理学，呼吸的各个层面都可以为我们所用，帮助自己的疗愈。

56
随时回到舌抵上颚

前面谈了呼吸的生理、化学、物理和神经科学的层面，又谈了透过能量的谐振和刺激来疗愈。呼吸本身确实是一门学问，但这门学问并不需要你很精确地去懂它，反而是放松去做，自然很容易落到生命本来最轻松、最和谐、最不费力的状态。

有些人谈谐振式呼吸，会认为生命有一个基础的频率要去守住，而这个基础的频率是固定的。沿着这样的思路，还可以用很复杂的计算得到一个根本频率，类似 1 分钟 5.5 次。

然而每个人的基础频率其实不一样，即使特意守住一个固定频率，有时还是踩不了刹车。我在《重生》带谐振式呼吸用了 3 种频率（1分钟 6 次、5 次和 4 次），大多数的专家也会用范围来表达（例如 1分钟 4 ~ 7 次），而不是指定一个固定的数字。

我想再进一步提醒：不光是每个人的基础频率不同，其实，并没有一个一辈子固定的根本频率需要特别去守住。

一个人修行，突然醒过来，就连这个根本频率都会往下降。

这个情况，对科学家来说超乎期待。他们基于所观察到的，最多只能做这样的结论：每个人有一个一生不变的根本频率，而能有方式跟这个频率共振，就是一种成就。

但我的重点则是：就连这个你要去共振的根本频率，都是会变的。

我在这本书的一开始就提到，如果这本书只留下一个讯息，你也只需要记得"舌抵上颚"。

这是一个掌控身心谐振的大秘密，然而我还是完全透明地带出来。舌抵上颚本身就是一个生物反馈仪，而且是最温柔、最有弹性的生物反馈仪。是带动身心落回到这个最根本、最稳重的频率的方法。

你用舌头顶到上颚，身体本来就有它根本的频率，也就带动呼吸跟这个频率共振。它该快就快、该慢就慢。你不用管它吸气几秒、吐气几秒，它已经跟身体达到同步、达到谐振。

但你紧张的时候，做舌抵上颚，并不会让你的呼吸马上回到这个基本频率。这个刹车的力道是温柔的，是让你的呼吸随着时间慢慢落回去。

透过舌抵上颚，你不需要刻意去把呼吸突然降到 1 分钟 6 次或 5 次。我们一般做练习，如果一下子很快降到 1 分钟 6 次或甚至 1 分钟 4 次，会很不舒服。

舌抵上颚，自然活化副交感神经的作用，而副交感神经放松的作用最讲究的就是"慢慢来"。一个人交感神经启动了，很快就会紧绷起来；然而副交感神经启动了，会是慢慢的放松。

舌抵上颚，并不会突然带来一个变化，不会让你从呼吸很快一下子立刻降到 1 分钟 6 次的慢呼吸。它是一个很柔的力量，尽管交感神经还在紧绷，还在催油门，但是透过舌抵上颚，旁边已经有一个踩着刹车的力量，而且是慢慢、很温和地踩刹车。愈是温和，效果愈好。

舌抵上颚是一个很慢的"减速度"，让我们回到和谐的状态。一个人假如用舌抵上颚慢慢进入这种跟生命的共鸣，回到休息，其实他不知不觉就可以慢下来了。

既然如此，这本书谈各种呼吸的练习，目的又是什么呢？

练习的用意，也只是用最短的时间回到迷走神经、副交感神经放松的作用，把这个最灵活的心率变异、最理想的迷走神经的作用找回来。让副交感神经作用最大化，而让人落回到最放松的状态。

我们一般没办法随时做练习，但是随时舌抵上颚，倒是做得到的。

任何事，我都喜欢简单明了，几十年来都是如此。

舌抵上颚一个动作、一个练习就解决全部。不用计时、不去考虑呼吸的频率，等于让身体自己带领自己。

我们大胆将运作交给身体，让身体决定什么时候该快、什么时候该慢，让它本身达到又慢、又深、又长的呼吸。

舌抵上颚就可以达到这个效果，连练习都没有，已经带来了解答。

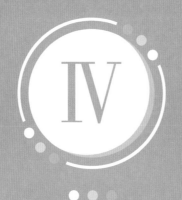

57

身体会说话

这本书《呼吸，为了疗愈》，不只是透过呼吸来达到身体的疗愈，也包括心理的疗愈。

过去心理疗愈的专家为了和生理的疗愈做一个区隔，在身体和心理之间画出一个界线，方便把一些心理的疾病特殊化、专门化，而可以建立一个领域。

这是头脑想建立的界线，但生命不是如此。身体的疗愈，离不开心理的释放。心理的疗愈，也离不开身体的作用。

只要稍加观察，我们都可以体会到身体和心理随时在交流。心情不好，你会觉得胃堵、胸闷，呼吸变浅，连肩膀和背都是弯的，好像没有精力去承受更多，最好不用面对世界。

愤怒时，胃里好像有一把火烧出来，你的肩膀绷紧，力量贯穿手臂，拳头也握得紧紧的。呼吸不自主地变快，好像话来不及表达的，先交给呼吸来说。气出完了，你可以体会到腹部、肩膀、后背都软了下来，有时还会感觉虚虚的没有力气。头有点飘，脚步浮浮的，想回到舒服的地方好好休息。

疗愈的专家也发现，以谈话表达为主的治疗有时很难得到进展。个案一再重复同样的经过，他不是不明白和专家晤谈时间的宝贵、不是不想疗愈，但类似的反应和情绪总是一再发生，怎么也走不出来、放不下。

通常在这种时候也会观察到，案主"卡住"时，不光语言的表达是重复的，包括身体的姿势、表情也很类似，仿佛全身每个细胞都在重温同样的状态，如果不在这个状态里得到释放，就不能继续往前走似的。

一些比较有实验精神的专家，试着跨过谈话治疗的界线，发现可以透过按摩、接触、一些身体的动作，帮助案主松开这个僵化的状态，体会到即使在同样的处境，仍然可以有不同的可能。

这方面的尝试，心理疗愈的专家称为身体工作（body work），对于一些创伤很重的案主有很好的作用。

这类的身体工作，和呼吸一样，离不开交感和副交感神经的作用。或者说，离不开怎么去重新设定迷走神经的作用。

迷走神经，是人体12对脑神经中的第10对，也是最长的脑神经，分作左右两侧，从下脑干的延髓一直延伸到颈部、胸部、心、肺、腹部、消化道、包括大肠，路线非常曲折，所以有"迷走"神经的称号。

迷走神经的"迷走"是来自拉丁文的 *vagabundus*，也就是像个吉卜赛人到处流浪，走到哪里算哪里。在身体每一个角落都可以找到它，从内脏、每一个部位到处都有迷走神经。走到最后，就是它。

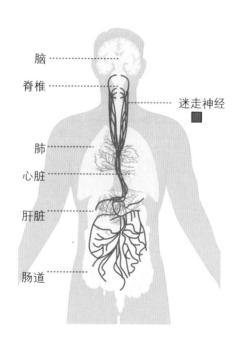

脑
脊椎
迷走神经
肺
心脏
肝脏
肠道

呼吸，为了疗愈

一般说迷走神经张力低（low vagal tone），也就是交感神经的作用比较活跃，而副交感神经的作用低，让人处在一种紧绷的状态。但反过来，如果迷走神经张力高，也就等于交感神经作用比较低，而副交感神经开始活跃起来，也就是可以放松。

光是左右迷走神经，就包含了 75% 的副交感神经系统的神经纤维。这些纤维在脑、心脏和其他器官之间来来回回发送讯息。

有意思的是，脑和身体间的迷走神经虽然可以双向沟通，但这个沟通是以身体为主。有 80% 的迷走神经，是将讯息从身体带回到脑部的。

这代表了什么？虽然脑可以控制身体的动作，但身体大多数器官的运作并不完全受个人意识的控制，还不断要把身体的信息反馈到大脑。就像身体在说话、在表达，要脑去理解这个身体所体会的。

这就是我在第 43 章谈到跑步突然有的体会。我在《奇迹》中也谈过，当时对我是非常强烈的领悟，带来很大的感触，好像老天把疗愈的钥匙交到我手中。

交感神经的启动是分散的，但副交感神经的作用不同，就像是老天爷安排了一个点，透过一个控制中心就可以把全部放松。

这个控制中心，就是迷走神经。

我们要放松身体，要提高迷走神经的张力，也就是倾向副交感神经放松的作用。如果有这样的一个方法，那最多就是把神经放松，而舌抵上颚一个动作就可以让神经放松。

你看奇不奇怪，舌抵上颚一个动作就可以让整个呼吸降下来。脑和身体之间的讯息交换，有 80% 是身体在说话，要脑去听。光是吸气慢下来，吐气慢下来，就已经是身体在跟脑表达：

安全了，到家了，可以放松了。

呼吸道包括肺部有最多的迷走神经，呼吸道放松，也就把消化道、每个器官、全身每一个角落都放松，而就连心跳也跟着慢下来，心率变异也提高了。

舌抵上颚，是解开这一连串放松反应的关键。

我自己在静坐很深的时候，除了自然会舌抵上颚，还体会到上颚滴答滴答掉下来甘露。这在有些文化会称为是 soma、amrita、haoma、elixir of immortality、sweet nectar、white gold。我于是知道舌抵上颚带着一种刺激的作用，就像一种内分泌。但过去我不想公开谈，因为很多人会以为自己掌握了什么奥秘，花很多时间去追求，反而走歪。

这几十年我教大家舌抵上颚，也提到这是最简单、最直接的方法，但没有像现在把背后的道理说得这么清楚。

那么，你需不需要其他的呼吸练习，例如我在这本书提到的这些练习？

需要。

非常需要。

你平时假如没有放松，光是去舌抵上颚让身体自己运作，身体还是需要时间去适应。

但一个人如果身体早就训练好，确实只要舌抵上颚，也就活化所有放松的机制，而可以绕过一般的经过。

活化迷走神经的小游戏

1. 耳朵按摩
许多朋友耳朵很敏感，冬天时用温热的手捂住耳朵，立即会感受到一种陶醉而舒畅的感觉。我们不用等到冷天才做，将食指和拇指勾起来，像耳环一样扣在耳朵上，往前轻轻滑 5 次，往后轻轻滑 5 次，立即就会有放松感。

2. 打哈欠

打哈欠的运动，大家都会做。在别人面前打哈欠时，我们会捂住嘴巴，好让哈欠可以打得更大而不会失礼。如果旁边没有人，还会发出很满足的"啊"的声音，愈投入，愈让人放松。

我过去会建议大家连续做 50 次打哈欠，很快就能体会到头脸和肩膀跟着放松，甚至会流出眼泪来。再搭配伸懒腰的动作，将腋下和肩背的肌肉伸展开来。这是能让人身心很快柔软下来的练习。试试看。

58

从紧绷到冻结，反映了身心受到威胁

我说过，会多谈一些副交感神经的作用，特别是迷走神经。

你应该已经熟悉交感和副交感神经的作用，知道一般会说交感神经负责"打或逃"，而副交感神经离不开放松、休息与疗愈。

这样的区分，相当符合我们二元的思考习惯。但从实务的角度来看，总有些反应和感受没办法简单说是紧绷或放松。像有时候一个人很静、不太活动，但他并不觉得轻松，反而可能是太紧张、对外界反应不过来、僵住了。

从神经科学的角度，要怎么描述这样的情况？

神经科学家波格斯（Stephen W. Porges）在 20 世纪 90 年代结合心理学、神经科学、演化生物学的观察，提出了多重迷走神经理论（polyvagal theory），根据迷走神经的解剖和作用区分出两个类型：腹侧迷走神经和背侧迷走神经。

分布在身体腹侧的迷走神经，支持跟人、跟外界的互动，让人可以放松、可以把脆弱的一面露出来，而不怕受到攻击；分布在背侧的迷走神经，则让身体安静下来，可以休息、可以消化。但这个静止的作用太强时，反而让人僵住不动、冻结或"关机"。

当然，人的反应很少是单一的作用，而是多重作用的组合。就像下页图所表达的，人放松在信任的人身边安静休息，表达亲密，这是腹侧迷走神经的信任和背侧迷走神经的休息同时在作用；在玩游戏和运动时，虽然以腹侧迷走神经的信任为主，但少不了交感神经绷起注意力的作用。

呼吸，为了疗愈

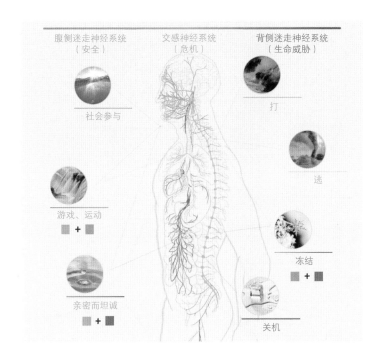

腹侧迷走神经系统　　　　交感神经系统　　　　背侧迷走神经系统
（安全）　　　　　　　（危机）　　　　　　　（生命威胁）

社会参与　　　　　　　　　　　　　　　　　　　打

游戏、运动
■＋■　　　　　　　　　　　　　　　　　　　　逃

亲密而坦诚　　　　　　　　　　　　　　　　　　冻结
■＋■　　　　　　　　　　　　　　　　　　　　■＋■

　　　　　　　　　　　　　　　　　　　　　　　关机

面对压力，初期反应以交感神经的"打或逃"为主，但危机大到可能威胁生命时，交感神经的紧绷，结合背侧迷走神经的不动，也就让一个人冻结起来、动弹不得；威胁感强到极点，则完全以背侧迷走神经为主，将所有身心的感受都关闭，就像计算机关机。

我们体会到的压力强弱，从很安全，到需要警惕，到可能威胁生命安全。不同的压力强度，也会引发不同的神经作用。而且，人是社会的动物，除了"打或逃"之外，要不要跟别人互动，也是一种取得生存的方式。有足够的安全感，自然会愿意与人互动。

这个多重迷走神经理论，后来也被心理疗愈的专家进一步采用，用来帮助个案认知自己的状态，推进疗愈的过程。

综合起来，自律神经系统主导的生存反应，有三大类反应模式，就像下页图用绿色、橘色和蓝色所表达的。在绿色的社会参与状态，人感到安全而放松，以腹侧迷走神经的作用为主，可以玩耍，可以跟周边放松互动；环境出现警讯，就进入橘色交感神经作用主导的斗争状态，准备"打或逃"；到了生死关头什么都做不了，也就进入蓝色背侧迷走神经的冻结作用，进入一种"假死"的状态。

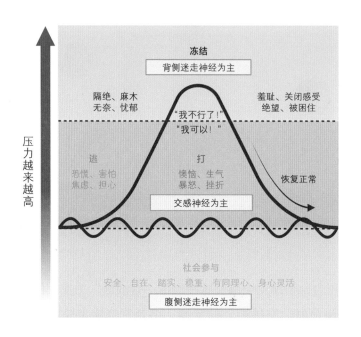

一个人身心很健康，没有被创伤给制约，可以让腹侧迷走神经作用主导。在这种状态下，人没有什么隔阂，很愿意跟别人互动，有幽默感，有同情心。一个人独处很自在，也可以跟人很亲密，甚至坦然表达脆弱的一面。

这时候，呼吸自然是深的，是横膈膜的呼吸，而全身都是灵活而自由的。可以完全活在眼前，活在当下，而整个人是踏实而稳重。面对事情，可以处理，也可以不处理，轻轻松松的，完全没有事。

当身心意识到危机时，则启动了橘色区域的交感神经作用。这里所讲的危机，在原始人的时代可能是狮子或老虎，在现代人可能是别人的脸色。

　　　　　　　　　　　　　　　　　呼吸，为了疗愈

我们都有这种经过，主管、伴侣、父母或子女一个脸色或一句话，我们马上就跳起来，或自己的脸也垮了下来。这时的情绪状态主要是懊恼、生气、暴怒，就好像在升高能量来打击威胁。但同时心里也有各种担心和顾虑、焦虑、恐惧、慌乱，要随时找到退路逃跑来保存生命。

然而，如果面对强烈的危机、甚至可能威胁生命的状况，主动出击或逃走都无济于事时，背侧迷走神经就开始作用，把身心的感受和反应"关"起来，进入上页图上方蓝色区块冻结的状态。

人会把自己"关"起来、对环境和自己失去感觉、麻木不仁、动弹不得。心情忧郁沮丧，总觉得自己被困住，进也不是，退也不能，要跟一切保持一种遥远的距离。这时就像最弱小的动物，只求不被注意到，看能不能透过装死，把自己的生命保住。

特别是现代的社会步调快，除了让人随时落在交感紧绷的作用，其实更多人反应不来而进入一种社交的沉默。有些人宁愿长时间和计算机或手机相处，尽可能减少和现实世界的互动。看起来很平静，但人和人的联结很浅，缺乏腹侧迷走神经社会参与的支持，也缺少消化挫折的空间。

COVID-19 流行期间，带来种种的不确定和隔离。一般人初期可能充满愤怒，这是交感神经作用的状态；但是在经过长时间的隔绝后，也让很多人的身心状态恶化，进入忧郁和绝望，落在背侧迷走神经的作用里。

这种消极的状态因为安静，不太会让人注意到。但这其实已经进入严重的冻结，即使还勉强能应付生活的责任，也是一种"人在心不在"的状态，就好像再多感觉一点都太沉重，而应付不来。

这些创伤、这种冻结，在社会的各个角落远比任何人知道的都更普遍。

做一个小日记：你在哪个状态？

前面的描述，可能你会觉得熟悉，可能也认得出来自己或身边的人正处在安全放松的绿色、有警戒心的橘色、或将内心感受冰封冻结的蓝色。

你可以自己做一个表，从一天起床后，每隔一小时或两小时，记录自己处在哪个颜色。

只要做，你会发现自己可能多半时间处在某种状态。如果再进一步观察呼吸的步调，也自然会发现呼吸深浅快慢，离不开这三种身心的状态。

59

打破身心的僵化与冻结，
要透过"动"来达到

前一章，我请你做一个记录。但我知道，许多人光是读到这些反应模式，已经在脑海里对自己的一天做过扫描，而可以从神经和心理的角度体会更多。

很少人随时落在腹侧迷走神经放松而敞开的状态，大多数时候，我们是萎缩的，要不紧张暴躁、一点小事就有很大的反应，要不就只想躲着人、能少一事是一事，随时感到疲惫、不想面对。

对这样的状态，大多数人都不满意，都想走出来。甚至有些朋友会责备自己，认为是自己的错，是自己不够正向、不够大方、不够努力、不够……总之，是自己不够好。

虽然如此，但别忘了，无论什么状态，都是这个个体、这个小我在保护生存。只是这个保护的方式，不符合你头脑的理想。

要记得，无论发生什么事、带来怎样的状态，都是在保护自己，都是一种求生存的机制。

这其中含着一把疗愈创伤的钥匙。

社会参与
·有安全感，可以跟人亲近
·安稳平静
·健康而平衡
·能就事论事

采取行动
·面对危机和威胁的反应
·长期压力和焦虑
·打或逃
·人际关系充满冲突

身心关机
·有生命威胁
·身心崩溃
·不健康的应对行为
·看不到希望

有些受到很重创伤的人，例如被侵犯、被强暴，在受创伤的当下失去反抗能力、脑海一片空白。不要说反击，连逃走的力气都没有。有些人当场晕过去，有些人则是流着眼泪被侵犯，眼睁睁度过地狱般的时光。

没有人想被伤害，但在那个时候，谁能确保反抗可以得到安全？

他可能还会怪自己"当初为什么不反抗？""为什么连逃跑的力气都没有？""为什么那么软弱留在那里任人欺负？"即使他被救出来，回到安全的生活，这种责备和痛苦还可能重复几十年，连睡梦中都会把人惊醒过来。

不要忘记，无论哪个状态，都是身心为了保护生存的反应。身体比头脑更快意识到，反抗可能有很大概率会失去生命。但头脑跟不上身体的反应，也只能用创伤的记忆来反复折磨自己。

我前面谈这些神经作用的理论，带出各式各样的练习，也是为了这些朋友。谈这三个状态，还有一个很重要的讯息是：要得到疗愈，从背侧迷走神经过度作用的绝望与冻结，回到腹侧迷走神经为主的放松而充满安全感，必须经过交感神经带来的"动"。

一个人不可能不透过交感神经的动，就直接从背侧迷走神经冻结的作用，回到腹侧迷走神经放松而安全的状态。

我过去在《真原医》中谈习气改变，也是说一个人要改掉旧的习惯，必须透过建立新习气的"动"才能达到。这是一样的道理。

如果你看过动物打架，会发现哪怕打得再凶，结束了，它们把身体抖一抖就过去了。就好像危机勾起的情绪和压力，在危机消除时，透过身体的"动"就得到了释放。

我在洛克菲勒的同学萨波斯基（Robert Sapolsky），将他的田野研究和理论写成科普作品《斑马不会得胃溃疡》。这本书翻译成好多种语言，也有中文版。书里提到一种有趣的动物瞪羚，用它来描述不同生物对压力的反应是不同的。

瞪羚行动非常敏捷，耐力相当好，奔跑时速可以到 80 千米，而连续跑超过 1 小时也不累。它们会成群结队地跑，一遇到天敌，也会成群结队一起冻结，不让敌人发现。

冻结，是自保的本能。天敌离开，危机结束，它们踢踢脚、抖抖身体、从上到下甩一甩，就把这种冻结的状态放掉了。好像什么事都没发生过，可以继续在原野尽情奔跑，安心吃草。

但是，人不一样。人是唯一有复杂思考理性的动物，会想太多而不信任身体。本来抖一抖就可以释放的能量，反而被压住。长期下来，把很多负面的情绪和感受累积在身体里。

要解开创伤带来的冻结和隔阂，离不开身体的动。

也就是说，一个人知道自己有创伤，想从创伤走出来，最有帮助的做法，不是在头脑上去追究原因，更不是去责备自己做了什么或没做什么。反过来，透过这里所谈的练习，透过呼吸和身体带来的"动"，就能把自己从冻结的状态带出来，随时回到一个比较不紧绷的状态。

这么做，也只是随时回到呼吸。无论浮出什么念头、什么感受，知道了就把它摆开，不要进入它想带你去绕的那条蜿蜒小路，只要回到呼吸。

回到呼吸，一再回到呼吸。无论浮出来什么，我们只是用呼吸去回应它，但没有反弹。

一再回到呼吸，我们已经在取消创伤残留的作用，而不是用念头、记忆和情绪给它加油添柴，让它愈烧愈旺。

无论脑海里又浮出什么，我们只是用呼吸去回应，而不是当作一个问题、一个麻烦去反弹。

把过去随时反弹、到处发散的注意力收回来，让身心的能量汇聚到一个放松而疗愈的状态。一个人能够修复、能够充电、能够休息，不知不觉，身心活起来，也能笑得出来了。

有了这样的经过，一个人怎么看自己、怎么看别人，而这些观感怎么影响自己的反应，这些反应又带来怎样的后果……这一切都可以看得再清楚不过，而知道一切的认知、一切的反弹和体会，也只是一种受伤的反应。

　　渐渐地，人也就从受伤的自我形象走出来，不再随时把创伤挂到自己身上，或挂到别人身上。

　　一个人自然会放过自己，放过别人。接下来，日子也就好过了。

呼吸，为了疗愈

60

强烈的快呼吸，唤醒生存的反应

　　一个人对生命有正确的理解，呼吸会是一个很好的工具，配合我们的意愿带来身心的转化、修复和疗愈，让我们能从长期的疲惫或创伤走出来。

　　这也就是我所说的，呼吸，为了疗愈。

　　放慢呼吸来减轻压力，是流传了几千年的静坐技巧。快而大口的呼吸则让身体动起来，进入交感神经作用的压力状态，提高生存的概率，也有助于打破原本的惯性与僵化。

　　我在《静坐》和《不合理的快乐》中都谈过一位哈佛的班森医师，前面也提到认识他的经过。他写了一系列静坐和放松反应的文章与书，但一开始最有名的是，他在 20 世纪 80 年代找到 3 位密宗僧侣探讨拙火修炼的生理效果，而把这些观察用科学的方法整理下来，刊登在最有名的《自然》期刊。

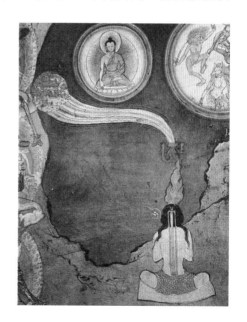

　　拙火修炼是流传在藏传佛教的古老修法，让年轻僧人唤醒体内的气，来克服当地冰天雪地的寒冷，继续专注修行。

　　在冰天雪地里修炼拙火的人，会在身上披湿毛巾甚至倒冰水，而透过呼吸、朗诵或动作，让身体产生热量。最不可思议的是，这么做可以产生很大的热能。熟练的僧人不怕冰冷，甚至可以把身上的湿毛巾烘干。

班森医师测量了修炼拙火时，体温和其他生理参数的变化。我在《静坐》中也详细地引用，这里就不多重复。

这种奇特现象确实存在，不同的瑜伽和密宗派别会有不同的修法来唤醒拙火。但这对一般人来说还是很遥远，就像只是喜马拉雅山的传说，和我们的现实生活不相关。

2013 年，有一个西方人做到了。他在一群人前将自己浸入冰水，持续了快两个小时（1 小时 53 分 2 秒）。

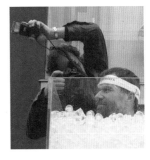

这位荷兰人温霍夫当时 50 岁，此后就被媒体称为"冰人"。他的身体似乎可以产生极大的热能，让他在一般人忍受不了的酷寒可以运作，像是在芬兰的冰下游 58 米、在 −30℃的雪地赤脚跑马拉松、只穿一条短裤去攀登非洲最高的乞力马扎罗山。

温霍夫很乐于跟大众分享他独特的方法，除了出书、拍纪录片，他也在 YouTube 解说具体的练习方式，也用自己的名字来称这套方法。

温霍夫是在遭受第一任妻子自杀的打击之后，为了摆脱内心强烈的痛苦而接触各种身心锻炼。这些训练包括了强烈的呼吸、冰浴和静坐。

强烈呼吸其实就是一种过度呼吸，会提高身体的压力反应，提高面对危机的生存概率。

温霍夫的呼吸方法除了提升活力，还被许多心理疗愈的专家用在情绪的疗愈。完整的温霍夫方法还包括冰浴，将交感神经的作用刺激到极致，而最终引起副交感神经放松作用的反弹，为压力踩刹车，带来深度和持久的放松效果。

活化生存反应、打破惯性的温霍夫呼吸练习

早上起床后保持空腹，躺在舒服的地方来做这个练习：

1. 用力吸气，吸到腹部、胸、头有充满气的感觉，然后放掉吐气。

2. 完成30次强烈呼吸（或有点晕陶陶、有点飘的感觉），吐气，然后闭气1分钟到1分半。

3. 用力吸气，闭气15秒。

4. 再重复2次步骤2～3。

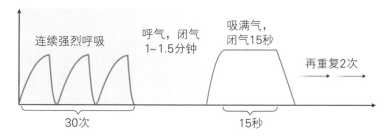

这个练习可以活化精力，让你接下来一整天都有好精神。

这种强烈的压力可以打断我们日常的习性，就像为身心重新开机，也能诱导脑部产生脑内啡，让人在耗尽体力后可以重新感觉良好和放松。

虽然冰浴可以达到很深的放松，但我必须提醒，这种极端的刺激并不适合华人的体质，而可能对心血管带来太大的刺激。正因如此，我从来没有推荐身边的朋友去做冰浴。

当然，低温本身带来的刺激，从某个角度来说和我之前谈的断食、高强度间歇性运动（HIIT）是类似的，都能活化身体的长寿基

因 sirtuins，而能促进细胞合成更多线粒体、改善胰岛素阻抗、诱发自噬作用、抗氧化和基因修复。

有专家指出亚洲人不像西方人有较多棕色脂肪，这或许可以部分解释我所观察到的华人体质不那么耐寒的现象。对华人来说，如果要采用低温的刺激，可以用比较温和的方式，像是在运动后用凉水（非冰水）冲澡，或视个人耐受度做热水浴和冷水浴的交替。

但我还是要强调，不要勉强。压力就是压力，适度的压力可以刺激身体产生精力，但过度压力则会让身体崩溃。我们倒不需要跟自己过不去。

61
一点生理学，帮助你理解强烈呼吸的作用

你已经知道，进行强烈呼吸会打破原本体内的平衡，不光是呼吸的快慢不同，包括体内二氧化碳浓度、氧气浓度和酸碱值都从原本的平衡移动开来，而带来我前面提过的"呼吸性碱化"。

体液变碱，对末梢神经造出刺激，你可能会感觉到手脚有一种不痛的麻刺感。同时，因为二氧化碳被排出，身体利用氧气的效率变低，而可能带来一种"飘"的感受。

你也会发现在连续强烈呼吸后闭气，并不是那么难以忍受，甚至可以轻松闭气更长的时间。这是因为连续的强烈呼吸，让肺部和体内的二氧化碳浓度变得很低。你闭气等于是守住门户，不让细胞代谢产生的二氧化碳轻易流失，而可以在闭气的时间里累积起来，重新建立体液的酸碱值、让血红素将氧气释放出来。

在闭气的时间，你可以体会到身体每个细胞不断的代谢，身体温热了起来。随着代谢性酸化平衡掉原本的呼吸性碱化，手脚刺刺的感受慢慢消失。身体内二氧化碳的浓度慢慢累积，血红素不再抓着氧气不放，身体组织可以得到氧气，飘的感觉也消退了。

这种短暂的强烈压力，为身体带来一种重新归零的效果。人会感觉到充满活力，有精神去面对生活的挑战。

压力的主要功能，是让我们对抗生存的挑战或威胁。许多研究证明，强烈呼吸会刺激身体分泌肾上腺素和皮质醇，在体内引起压力反应，甚至能促进身体应付细菌内毒素的攻击。整体来说，也就是带来更高的生存概率。

一个人如果有压力后创伤症候群，像是参加过战争、亲眼看到生

命被失去的残忍和恐惧，这不光是自律神经失调，其实还有心理上的创伤。

最深的痛和创伤，埋在身体的肌肉和神经深处，随时等着不注意时发作出来。这时以谈话和表达为主的心理治疗不见得能派上用场，反倒是一些将身体拉伸到极致的瑜伽，和这里所提到的强烈的呼吸，可以将这些创伤的记忆带出来，透过痛、透过一些感受释放出来。

以温霍夫为例，他透过这些练习度过了失去妻子的痛苦。这在创伤的疗愈是常见的现象。

我会透过《重生》带出"四小一大"的重生呼吸，其实也是为了创伤的朋友。这一点，后面会多谈一些。

温霍夫的冰浴，虽然我不会推荐给华人，但完全可以体会这么做对他带来的疗愈。我们都体会过，一下子进入冰冷的环境，会让人念头突然变少，就好像身心要全力以赴面对超低温，不能再浪费精力在跟生存无关的反应上。

念头降下来，一个人也就活在当下，不再随时透过情绪和记忆为创伤增添柴火。创伤造出的能量结也就有机会消散，甚至解开。

就像前面提到的，我会请同事在搜集整理资料之余，亲自尝试这些方法。以下是马奕安博士体验温霍夫方法的经过，我也请他分享出来：

> 小时候，母亲经常为我和姊姊准备热腾腾的意大利面。食物太烫了，我会深吸几口气，对着食物吹气，希望它快点凉。
>
> 连续吹几口气后，我会发现自己有点晕，但不晓得是怎么回事。
>
> 长大后我知道了波尔效应，原来我一直对食物吹气时，也同时从身体排出太多二氧化碳，而影响了体内环境的酸碱值和

生理的功能。

再长大一点，我还在加拿大时，常和朋友玩一种游戏，类似前面提过的昏倒游戏。我们会用嘴吸气、吐气好几分钟，然后尽可能闭气，愈久愈好。这差不多是我们能找到最 high 而又不用药物的游戏了。有些人在这过程说自己好像飞了起来，而有些人不知道到了哪里、有奇奇怪怪的体验。

在此，我有必要提醒读到这一段的小朋友，请不要自己胡乱尝试。就算在当年，我们也是很专业的自我实验者喔。

后来我听说温霍夫呼吸，立即想尝试。经过连续的强烈呼吸，我闭气的时间很明显比平时长了很多。这大概是因为二氧化碳被排出后，闭气时刚好可以让二氧化碳慢慢增加回到原本的浓度，这使得闭气不再那么难受。

我也尝试了冰水的刺激。这些年，加拿大老家也开始流行北欧三温暖式的水疗。魁北克舍布鲁克冬天的气温可低至 −20℃，我的母亲、姊姊和我会在热水池泡 20 分钟左右，接下来母亲在一旁看着我和姊姊跳进冰冷的水几秒钟。我自己觉得有 30 秒那么久，但实际可能 10 秒吧。然后回到房间，躺在床垫上，盖上被子，听轻松的音乐或只是看看外面的风景。

我第一次体验时非常惊讶，那种放松的感觉淹没了我，而且持续很久。我整个人很平静。就像得到了全新的开始（杨博士用"重开机"或"重新归零"来表达，我觉得很贴切）。

进入冰水几秒，对身心带来很大的压力，让交感神经系统活化。身心必须在之后立即唤醒副交感神经的作用来保持平衡，让人进入最深的放松，体会到一种平静和满足。一切都很美，而且是完美。

光是回想这个经验，就唤起了多少平安和快乐的记忆！

不过，冰水对身体确实带来很强烈的压力，不见得适合年纪大或有慢性疾病的人。低温刺激虽然会带来健康的好处，但前提是身体要承受得住。如果身体无法维持体内的平衡和恒定，反而有不好的影响。想挑战的人，应该严谨地自己评估风险。

想尝试的朋友，可以采用温和一点的方法，像是在夏天洗完澡后用凉水冲几秒或几分钟。毕竟我是白人，世世代代生长在寒冷的北方，可能天生就比其他种族更抗寒、也更耐冷！所以杨博士才会提醒大家，冰浴可能不见得适合推荐给华人。

62

重生：用快速的呼吸，敲开情绪和阻碍

从小在运动、意识状态的种种观察和体会，都让我想知道为什么、想要去解释，也自然到处去找答案。无论是经典、老师、方法，我都深入去找，后来自然会对各式各样的呼吸法门感兴趣。

从瑜伽的呼吸方法开始，到佛陀在《入出息念经》和其他经典提到的观息，以及近代一些疗愈专家像是布泰科、奥尔（Leonard Orr, 1937～2019）、布朗（Richard Brown）与葛巴（Patricia Gerbarg）带出来的各种呼吸方法，只要听说，我都会去接触。

有些呼吸练习很容易勾出情绪的退行（emotional regression），让人退到一种比较脆弱、比较幼小、制约比较不起作用的状态，而将积压很久的情绪释放出来。有些是强烈的欢喜，更多是悲伤的眼泪。

这类呼吸练习通常以强烈而快速的呼吸为特色，一方面从生物化学和压力的角度很快移动身心的平衡，同时也在气脉和能量的层面带来一个整顿。为了方便推广，我做了一些调整，让力道温和一些，也称它为"重生呼吸"。许多朋友比较熟悉的名称是"四小一大"。

我在国外带着一小群朋友进行重生的呼吸，很快就会带出大家的情绪。有些人反应相当激烈，情绪释放的强度几乎就像变了一个人。

这时候特别需要一个稳定的环境，像是有好的隔音、光线调暗一些、有温暖的毛毯或地毯，让大家在情绪释放时不会有太多顾虑，而在之后能慢慢把自己带回来。

这类释放情绪的活动，需要注意心理和空间的安全感。如果条件

不够，也不适合带得太深入。毕竟只要参与的人心里有顾虑，也就深入不了。

我曾在台湾地区上千人的活动将重生呼吸带出来，但可能时间不够或台湾人比较拘谨，只有少数朋友敢放开来进行，不像国外的朋友立即就有很强烈的表现。有朋友跟我说，现场他跟着做，虽然当场没有浮出什么情绪感受，但体内一直感觉到很强烈的震荡。离开会场回家，到了人少的地方就大哭起来，将那阵子的委屈和不安做了很大的释放，也对自己的处境做了一个相当彻底而透明的反省。

有一次也是大的场地，参与的人很多，因为是整整两天的活动，大家可以慢慢熟悉环境，在附近绿地走走，得到一些安全感，也比较能够放松。我将重生的呼吸安排在第一天下午进行，用我的步调来带领。有些人大哭、大喊大叫，也有人大笑，笑着笑着又哭了。我看得出来，这些激烈的释放带来很大的能量变化，对现场服务的同事也带来很大的刺激。

有了很大的释放，我再慢慢将大家的状态带回来，还有一个晚上和隔天完整的一天可以沉淀。这时团体明显有很大的不同，许多人话变少，安静下来。后来有人跟我说，大概一两个星期不想说话，感觉自己很静，不像之前总是急着去做、去想、去规划。

这种净化，对我们现代人是需要的。特别是一般人愈能干、愈有效率，脑海更是随时在规划、在想，安静时还在忙着抓感受、抓念头，随时想做一个总结，更是随时在指导自己、指导别人。这种状态连体会自己的空间都没有，要怎么谈全部生命？

这些年的共修，我也花很多时间陪伴大家将脑海安定、让身心净化。真实很单纯，也很简单，但人反而可以让最简单的变成最难。这对我才是不可思议。

重生的呼吸，从各个层面为身心带来重大的变化。因为会带出强烈的情绪，也需要对练习的力道有一些掌握。刚开始尝试的朋友，

呼吸，为了疗愈

记得为自己准备一个安全、温暖、没有顾虑的环境，跟着我在《重生》和《没有路的路》所录的引导做起。当然，我还是先简单做一点说明，帮助你进入这个方法。

重生的呼吸／四小一大呼吸

这是我在《重生》《好睡》和《没有路的路》都提过的呼吸练习，对身心有创伤、进入冻结状态、需要打开障碍的朋友很有帮助。

可以的话，躺下来或坐在稳固的椅子上进行。

重生的呼吸，我常简单称为"四小一大"呼吸。这指的是快速而连续进行 4 次短呼吸，然后进行长呼吸。无论长短、进出，都一样守住鼻子呼吸。吸气和吐气间没有空当，就是连续地进行。

每次的呼吸都一样，渐进地吸气，然后突然把它放掉。

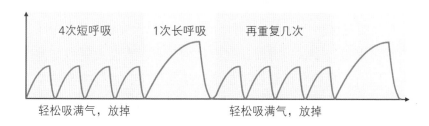

换一个方式来说，你在吸气时，可以想象自己正在举起一颗球，举到最高的时候，把球放开，让吐气放掉。

就像上方这张图所画的，这么"吸气、放掉"进行 4 次短呼吸，然后一样"吸气、放掉"进行 1 次长一点的呼吸。这就是四小一大的意思。

还不熟练这个方法时，可以从四小一大开始。熟练了，可能自然会延伸到九小一大，或全部都是小的呼吸。身体会找到它自己的步调，不需要你费力去掌控。

一开始，你可以在心里默数来进行，不断重复这四小一大的循环。为了减轻数数的负担，你也可以用 5 个手指头帮忙计数，比较不容易错过四小一大的步调。

记得吸气、吐气都轻轻松松进行，放掉对自己的要求。唯一需要做的也只是吸气和吐气之间不要留下空当，轻松地吸气，爽快地放掉。如此而已。

透过鼻子呼吸来进行，这样的重生呼吸是温和的。有时候会进入这本书前面谈的过度呼吸，也就是身体排出比较多二氧化碳，而进入呼吸性碱化。有些人会感觉飘，有些人则会觉得手脚麻麻的。如果不放心，可以先把速度放慢，或先停下来休息。

有些朋友鼻塞，做重生的呼吸时也可以把舌头放在牙齿中间，用嘴巴呼吸来进行。这一方面让气流量少一点，不会太激烈进入过度呼吸。同时，我们身体累积了很多情绪和压力，透过张嘴呼吸，可以把过去许多闷在心里的结、压抑的感受释放出来。

这样的练习，带来轻微到中度的压力，比起温霍夫呼吸或一些密宗的方法温和得多。而练习里过度呼吸的部分，让人有机会和意识做一个结合。这一部分，接下来我会再解释。

低至中度的压力，只要不是长期持续，对人体其实是有益的。熟悉了，你自然会找到适合自己的步调。重点还是给自己一个安全而舒服的环境来进行，让呼吸带着走，把自己交给呼吸。

做得顺了，轻松吸气、爽快吐气，也自然会带动横膈膜的运动。

　　　　　　　　　呼吸，为了疗愈

横膈膜附近或古人说的"胸臆之间",是前面提过的太阳轮的位置。从能量来看,这里储存了许多情绪的结。重生呼吸造出的震动,可能将这些结震开。

一些朋友白天比较容易紧绷,很难放松把自己交给呼吸,更别说尝试一个可能带来宣泄和释放的方法。那么,睡前反而是很好的练习时间,尤其周五夜里是特别好的安排。毕竟一个人打算要睡觉,身体肌肉是比较放松,而周末没有时间的压力,可以完全把自己交给呼吸。

只要记得,轻松吸气,爽快地放掉。

吐气不用吐到底,放掉后就立即恢复吸气。吸气和吐气没有空当。如此而已。

可以的话,用四小一大进行 5~10 分钟。轻轻松松吸气 3~5 秒,1 秒把它爽快地放掉。想睡了,就放过自己,落到睡眠。表面上练习停止了,但这个节奏和振动在睡眠中还会继续运作。

足够放松地进行,有些朋友很快就体会到丹田好像有一个马达在动,而从身体深处释放出一些能量,就好像拆掉了一些藏在里头的框架,身体自然活起来。有些朋友虽然没有什么特殊的感受,但自然觉得比较有精神。如果是睡前进行,可以接着做 1 分钟 6 次或 5 次的谐振式呼吸,帮助自己入睡。

时候到了,这个练习会带来强烈的情绪释放,让一个人好像终于挣脱过去的枷锁,得到自由。这也就是为什么我称它为"重生的呼吸"。

一般来说,让你感觉安稳而有妥当隔音的空间,就是好的练习场所。有些朋友会拨出一段时间泡在温热的水里进行,就好像回到母亲子宫的怀抱,而让自己感到安全、可以释放、可以放下。

熟悉这个方法,有足够的安全感,当你准备好了,呼吸会为你敲开一道门,甚至是拆掉一道墙,让你体会到想不到的自由。

63

从更高的层面，彻底走出萎缩和创伤

会带出重生的呼吸，也只是舍不得那么多人活在萎缩，身心困在创伤的经验走不出来。

人生的失落，会让我们留在哀悼里，随时愤怒、心痛、没有安全感，活成一个彻底的萎缩体。痛苦，只是这种萎缩的一小部分。

其实，任何损失、任何失落都会让我们不断地哀悼。

这并不遥远，一个人生病、有健康的问题、流产失去孩子、失去身体的一部分、遇到孩子有疾病或障碍、失业、财务损失、没能争取到一些人生的机会、受骗、被出卖、被欺负、被凌虐、不受重视、不得不离开熟悉的地方、孩子成年离家、退休……从年轻到老，有这么多人生的状况，而我们无能为力。

我们一定听过自己或某个人说过"当年如果……就……""要是能……就……"。

这就是哀悼，也许没有流泪，但让人不断回顾、不断希望能有新的局面，想把当初错过、没有成形的瞬间一次次带出来。就好像这个个体少了什么，损失了什么，而把我们的看法和视角集中在一种"如果可以弥补缺损该有多好"的角度，让人生观变得狭窄而僵化。这也像一个壳子把我们锁住、框住，让人失去对生命的希望，心态变得非常不灵活、缺乏适应力，连生命的机会都会被当成是负面来对待。

所以古人会提醒，生命带来什么、让人得到什么、收获什么、领悟到什么……固然重要，其实生命的损失也是一样重要。

我们一般会庆祝生日、中奖、喜事，不会去庆祝生命的损失。但失落是一样的重要，甚至是更重要。

　　　　　　　　　　　　　　　呼吸，为了疗愈

我们可能庆祝过一件喜事，那甜蜜喜悦的感觉令人难忘，从此给了我们信心和希望，给了我们往前走的理由。但失落，我们通常挂在心里，不会去处理。消化不了的失落，也就硬化在我们的壳子里，让我们对生命没有安全感，也失去了兴趣。别人眼中再好的机会，在我们眼中也变得不过如此而已，或干脆认定自己不值得、不可能得到。

我们一生被自己洗脑下来，人生就这么变小、变窄、变浅了，生命的负面是这么来的。

这当然可以解释为什么有些人有严重的忧郁。过去的打击没有消化，只是把它好像切掉了，不去管它。表面好像没事，但这个创伤随时在背景运作，让人活不出快乐。有些朋友经过可怕的遭遇，有压力后创伤症候群，也是如此。

有些人平常随时在吐气，带着一点声音，其实是带着叹气的作用。就好像随时对眼前、对一切感到悲观，随时在后悔，随时不以为然，而要用叹气和声音表达出来。

重点还不是去面对这个，也不是表达或不表达。反而是回到身体，让身体用最简单的呼吸练习来消化它，把卡住的能量释放出来。这个创伤的能量结被打开的过程，过去的恐惧、无能为力的愤怒都会浮出来。但是你不需要去理它，不要去分析这些经过。

身体在释放这些旧能量的过程，会再把它重复活出来一次，但你不需要去分析它。一分析，就被带走了。

呼吸练习只是方法之一，你也可以透过瑜伽、静坐、螺旋舞……各式各样的方法让它自然活出来、流出来，透过完全中性的心态，处理它、消化它。

一般的心理治疗，透过不断的谈话和回顾，用念头在时—空里造出一个疗愈的空间，让创伤重新浮出来而释放。

我们这里的方法则是将意识交给身体，透过身体的无想、无念进入一种神圣的空间，而这神圣的空间与念头和时—空无关，是超越这个时—空。只有这样子才能真正处理时—空的一个结、问题、状况，而让它消失。如果始终停留在这个时—空的范围，永远没办法处理心理的问题。

这也符合我之前透过哥德尔的定理所谈的：要跳出原本问题的系统和时—空，才有能力处理这个问题。

你在一个更大的范围，突然间，这个小范围的问题就流失掉了。就像一个人本来在壳子里，他突然穿过去到了一个更大的层面。只有这样子，他才可以完全从这个壳解放出来。

在你原本的圈子、时—空，任何问题都没办法得到一个完全的解答。只有跳出来，超越原本时—空的结界，才可以得到一个永久、彻底的答案。

呼吸就是有这么大的作用。

64

用呼吸带动身体小宇宙，
回到天真，回到自在

呼吸本身是多层面的组合——包括我们怎么运用身体的结构去进行呼吸，呼吸怎么参与身体每一个角落的生化反应和代谢，以及呼吸和自律神经系统的互动。

我把这种多层面的组合用右图画出来，同时加上一个精神性、灵性的层面，这和我们身心灵或心理更微细的层面脱离不了关系。这本书的副书名提到"清醒的呼吸"，也就是想点出这个层面的重要性。

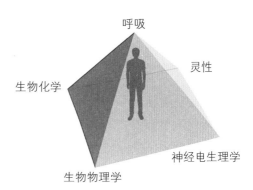

呼吸带来这么多的切入点，让我们可以从生物物理学、生物化学、神经电生理学、灵性，或说意识的层面来带动身心。

重生的呼吸，无论做四小一大、九小一大或全是短呼吸，重点在于它是一个接一个：吸气接着吐气，又接着吸气、吐气，中间没有空白。

前面也提过这样的比喻：吸气，就像一个球一直慢慢往上爬，爬到顶上；呼气，爽快地放掉，让它一下子落下来，不需要特别加速或减速。放掉对呼气的掌控，完全放松，这是一种臣服的心态。

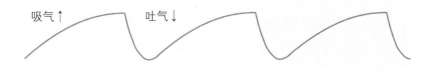

轻松地吸气，爽快地放掉。还没放完，又开始吸气，再爽快放掉。吸气的能量不断叠加，而且没有吐到底，就恢复吸气，继续加上能量。吸、吐，吸、吐，一个联结着下一个。这让它本身就像有自动领航的能力，一个接着一个进行，在身体里活起来，而跟你个人的思考和意念没有关系。

为什么要强调它是联结的呼吸？吸气和吐气一个接着一个，中间没有空当。这本身有一种镜射的效果，让呼吸的波形和型态可以重复而一波一波继续下去，让这个波浪的能量不断累积，维系它自己的周期。

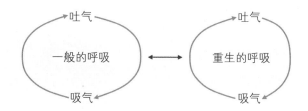

吸气，爽快地放掉。这本身就构成一个循环，而又连续不断。让我们虽然是轻轻松松进行，但不断地联结下去，可以把好多过去的制约突然停下来，打破已经僵化的呼吸惯性。

活起来的这个循环而联结的呼吸，它有自己的节奏和韵律，而把你不断的想、不断的念头打断了。它不需要靠你来存续，而可以自动进行。

这是非常重要的。

道家讲小周天，这是丹田的一个小宇宙。你把这个小宇宙独立起来，它自己带领自己。小周天的动力透过自律神经系统，也就进一步带动横膈膜做彻底的腹式呼吸、全身呼吸。

透过不断的循环，呼吸的能量不断累积追加。就像激光一样，在同一个频率上不断叠加能量，而不互相干扰或抵消。到最后，能量大到一个地步，它也就成为一个门户，通到整个宇宙，通到整体。

一个人做腹式呼吸、全身呼吸，透过呼吸带来的肌肉和神经的"动"，带动交感神经和副交感神经的作用与刺激——一方面让感受扩大，一方面这作用回转过来，从背侧迷走神经的冻结、交感神经的动，再回到腹侧迷走神经放松而支持的作用。

这样的呼吸，从气脉、能量、神经的作用和感受，带来一种全面而完整的体会。在其中，呼吸变成一个清醒的、循环的、联结的呼吸(conscious, circular and connected breath)，而从各个层面带来重生。

呼吸已经完全是独立的，跟你的念头、你想做什么、你这个人、你生命的故事、你受过的创伤一点关系都没有。它不靠你来维持，已经在活它的生命，而把你的萎缩和疤痕给抚平、给融化。

创伤的影子，已经不知道去了哪里。

也只有这样子，创伤才可以变成一个完全打开的门，让宇宙来祝福我们、打开我们，而让我们回到自己、回到生命、回到心。

透过呼吸，我们得到一个桥梁，让我们穿透到另一个更大的层面、超越时—空的层面。这个层面，可以说是更高的维度，可以说是全面，也可以说是本质，而让眼前的问题得到解散。

修行，是打破全部的观念。包括两性的区隔也是头脑两极化的作业，我们受到荷尔蒙的影响，而把生命分成男性和女性。到最后，一个人不是男、也不是女，完全是没有性别、没有年龄的。

在我们华人的圈子里，可以理解没有性别，也可以懂什么叫作智慧，但最难懂的是什么叫作天真。

我身边一些同事，有时候会突然很感慨地跟我说"杨博士，原来你就像个 5 岁的小孩子！"听到这些话，我当然很高兴，也会想抱他们一下。

但我真正想表达的是：假如你把生命看得很新鲜、看得随时都是重新开始，你本来就是个孩子，生命对你来说就是第一次。你不可能没有这种兴奋、这种单纯性、天真性。

怎么把这种小孩子的单纯和天真找回来，我认为是最重要的一部分。

我们华人被社会洗脑制约得很重，从家庭、到上学、到进入社会，一路走来都是硬邦邦的样子。父母想要透过孩子达到他自己没有完成、没有争取到的。透过期待，把这种失衡交给下一代，变成社会的常态，让孩子完全失去本来都有的天真。

怎么找到这个天真性？其实就是重生。

不去想，不去分析这个现象，也不去解释，不再投射，只是轻轻松松回到这个循环而联结的呼吸。轻轻松松吸气，爽快地放掉。还没放完，吸气又来了。就这么不中断，让呼吸自己呼吸自己。

我们过去的受伤、生命最早的片刻、还没有记忆的片刻、甚至过去世的画面可能会浮出来。但我还是提醒大家，连这些画面和记忆都不要去追求。不需要把它当一回事去分析，完全把它当作幻觉，如此而已。

一个人这么做，自然会净化，把过去的结给清掉。他一定会回到小孩子很天真的状态。

这种连续而循环的呼吸，就是会有这么大的作用。

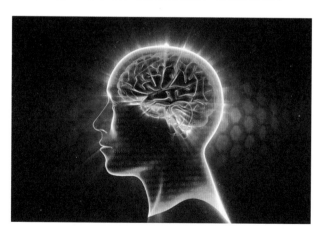

呼吸，为了疗愈

65

臣服到呼吸

重生呼吸的吐气，是很有意思的。你根本不需要刻意去吐气，只是把它放掉。

爽快地放掉。

你轻轻松松地吸气。爽快地放掉，自然完全放松、立即放松。

为什么副交感神经的活化那么重要？也就在于它是可以突然活化的。舌抵上颚，就带动全身放松。而且不是分段放松，是突然放松。

前面提到在东河跑步的发现，我当时突然理解到：交感神经紧绷起来的作用，是分段而点点滴滴在追加，但是副交感神经的放松作用是可以一次完成。只要点到一个对的地方，它就放出全面放松的讯息。

你一放松，自然会吐气，而且是短短的吐气。因为你是突然放松，而不是用力去缩小腹或移动横膈膜去吐气。你根本不需要刻意去做。一放松，自然会帮助身体吐气。

这样，你会发现，连吐气本身都在强化你的放松。身体过去累积的种种压力、能量结、受伤的疤，只是用这种方法，突然很安全、很轻松就放掉了。

轻松吸气，爽快地放掉。还没放到底，就接着吸气，再放掉，没放到底又接着吸气，让吸气的能量不断累积追加。全身放松进行，它自然变成一个不间断的循环。这么做，吐气自然是短的。

虽然我平常带领时，会发出一点声音让大家知道什么时候吸气、什么时候吐气，但其实在做重生的呼吸时，完全不需要去刻意产生这种气流的声音。也就是说，这个吐气比你想的更放松，只是放掉，并不需要你额外去出力。

重生呼吸的吐气，是臣服，是完全放松，是完全交给生命，让生命带你吐气。生命带领吐气，并不需要特别用声音去强调，也不需要你出力把气赶出来。它是很轻松的，你几乎听不到。

吸气也是一样，是放松让生命的能量进来，欢迎这个吸气。让吸气不断为你充电，给你加持，带来生命的欢喜。

我一般带大家做练习时，有时会让吸气时间比吐气长，到差不多4~5:1的比例。但你自己进行，熟练了后，自然会达到差不多2~3:1的比例。样样都很温和，吸气不勉强，吐气也不会勉强，完全是一个不费力的运作。

吐气，是身体完全放松。身体带着你吐气，吸气。最放松的吐气也只是放过这口气，这样的吐气自然是短的。

它是全面放松，不是把气往外赶。在放松、放掉的过程，自然会在鼻子后方来一种能量的放松，也就是我过去讲的 back pressure，一种回压。

用这个方式进行，不费力，而体会完全不一样。

这样子让身心动起来，把身心从过去的压力和死结松开，接下来反而可以很顺地用鼻子呼吸，而你会发现效果完全不一样。

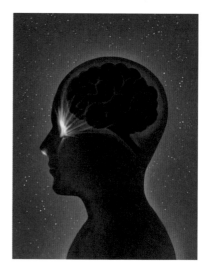

在这个过程中，如果有点过度呼吸，人觉得有点飘，感觉浮浮的，其实没有什么问题。留意血压的变化，不要头晕就好。手脚还可能会有麻麻刺刺的感觉，体温也会改变，有些人会觉得发热，也可能觉得冷。这都没有关系。最重要的，是情绪的释放和能量的释放。

很多人会有各式各样的愤怒、过去的难过、创伤，这些感受都会浮出来，甚至会释放出来一些能量，接下来才进入一种整合，重新平衡。就好像旧的能量结释放开来，取消了一个压力，自然让身心能量重新分布。这种能量的释放是一波一波的，大的波浪过去，接着一波或几波小的波动，然后愈来愈小，身体自然会达到另一个平衡点。

我带着身边的朋友做重生的呼吸，如果时间够长，有时候会经过好几次的情绪释放。他可能哭，也可能笑。释放到差不多，起伏会变小。释放那么大的能量后，呼吸也慢下来，开始比较轻松。再做一段时间又冒出来一个变化，可能是不同的情绪，或是集中在身体另一个部位的感受。

这个经过可能重复再重复，接下来身心会重新整合，把过去的能量消失。

这样的经过，和一般的心理治疗最大的不同，也就是不需要去刻意把哪个记忆、哪个创伤重新带回来。不从具体的内容着手，也不把注意摆到这些现象上。

最多是不断回到方法，而这方法就是呼吸。让呼吸来做疗愈，我们不需要去研究、去分析创伤的具体内容。

对我来说，"不分析"是关键的重点。假如去分析这些内容，既分析不完，也把这个释放的过程挡住了。练习，就是把注意摆到呼吸，不断做这个联结、循环的呼吸。如果跑去分析浮出来的能量或记忆的内容，反而打断了这个过程。

呼吸，离不开情绪。念头会造出情绪，而进入情绪，这股能量才会成形。这些情绪在身体里仿佛冻结了，是透过这个联结而循环的呼吸，让冰封的情绪浮出来。

你只是透过呼吸切入，自然会解冻这些情绪，愤怒、萎缩、恐惧、恐慌都会浮出来。但是你不需要去关注它的内容，不需要特别再把这些记忆带回来。

这种做法，本身也是一种臣服。臣服到什么？

臣服到生命，到生命的能量、生命的气、生命的根源。

它本身含着更高的聪明。

这里讲的"气"不在身心、物质和呼吸的层面，而是在一个更高的层面。如果我们现在生活的世界是时间加上空间的4维，那么这里谈的气可以说是在更高层面的5维。从一个原子、粒子那么小，到地球、银河、宇宙那么大，都含着这种聪明、这种生命的气、生命的能量。

我们臣服到它。是它带我们回家。

突然，你会发现是呼吸来呼吸你，而且一点都不费力。

你好像没有选择，所以呼吸来呼吸你了。

不是你在呼吸，不是你在引导，不是你可以计划，不是你可以改变。所以呼吸来呼吸你。

在它还没有接管之前，我们其实就是轻松练习，做一些调整，直到它接手为止。

你不用担心什么时候会发生，只是完全交给身体、臣服到身体。

很有意思的是，这种自己带动的呼吸有时候会快，有时候会慢。不需要你去规划几短几长或几小几大，它自己会进行，有自己的步调。

虽然过去我必须在大的活动带着大家一起呼吸，这是办活动难免的。但其实每个人有他自己的步调，不应该受别人影响。

这完全是一种个人化的自我疗愈。

身体会告诉你，跑出一个情绪，让你快、慢、深、浅。

蛮有意思的，它会一下长一下短。

身体会告诉我们。

当然，这时候你就像是已经皈依了。皈依到呼吸，皈依到这个重生的呼吸。

呼吸，为了疗愈

66

不是非怎样不可，
无论浮出来什么，放过它

古人讲"意到气到"，我们集中在呼吸，除了有补气的作用，也重新带动身体自然的循环，为身心带来重生的效果。

要把身心带动起来，会需要打破原本的惯性。特别是原本的惯性已经失衡，也可以用一个强烈的方法去打破它。

我在许多活动现场，会带大家打哈欠。打哈欠是嘴巴吸气，嘴巴吐气。有些人知道鼻子呼吸的重要性后，可能会质疑为什么要做这种错误的呼吸，而还要大家做 50 次、100 次？

道理其实很简单，因为大多数人的身体没有放松，身心是紧绷的。

有时候先带大家祷告或朗诵，也是一样的。我带着大家做 Om 和 Ah 的朗诵，本身也是在调整呼吸。不光是为了发出声音，我会带着大家深吸一口气，朗诵时把 Om 和 Ah 拉得很长。深吸气，长吐气，这本身就是在调整呼吸。再用不同的元音 a-e-i-o-u、不同的子音和元音的组合 ra-re-ri-ro-ru、sa-se-si-so-su……都是在做调整——摇动呼吸的惯性，而移动身心的平衡。

虽然嘴巴呼吸不适合长期使用，但短时间的练习非但不需要太担心，反而还有打断惯性的作用。我也会带着大家撮圆嘴唇或将舌头摆在上下牙齿间，用嘴巴用力吸气、用力吐气。这么做，能让人马上感觉胸背和腹部热起来，而让下方的脉轮活化。这其实是拙火瑜伽和亢达里尼瑜伽几千年前就懂得的道理。

只是现代人理性单一化，会以为凡事都非得怎样不可。但对我来说，能够打破眼前的惯性，让身心可以松绑原本的制约，轻轻松松落到本来的圆满，没有什么不能采用的方法。

呼吸练习可改善心率变异和生理功能

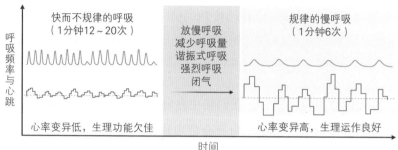

当然，配合身心的限制，这些方法会有一个自然的顺序，就像自然形成的仪式。一开始需要有人带动，让大家一步步进入。等到这个联结、循环的呼吸自己带动起来，它会有自己的动能，不需要别的力量。它变成独立的一个小宇宙，自然成形，接管整个的步调，达到重生的呼吸。

重生的呼吸摇动身心的平衡，带来能量的重新整顿，而许多人感受到的主要在情绪的层面。四小一大呼吸有这样的作用，许多情绪疗愈的专家也采用类似的强烈呼吸，在心理疗愈的场域帮助案主释放情绪。

我除了邀请马奕安博士整理资料，也请陈梦怡一起进行这本书的作业。她告诉我，有一次做温霍夫强烈呼吸的练习，出乎意料进入了一个情绪释放的经验。我也请她分享出来：

> 一开始要做温霍夫呼吸，心里还是有点担心。做了几次，都是1轮就停下来。随着熟悉步骤，渐渐知道自己可以耐得住过度呼吸的晕眩感，过度呼吸后的闭气变得容易而舒服，结束后体会到胸口后背会比较打开、比较舒畅，身体会微微出汗，

呼吸，为了疗愈

精神确实变好。差不多就这样。

这么做做停停，一两个星期吧。有一天，刚好还没用餐，正是做练习的好时间。说不清是身体熟悉了强烈呼吸的刺激、变得比较强壮，还是因为熟练方法而放下了顾虑。这一次，我觉得可以把 3 轮做完。

我躺在懒骨头沙发进行，身上盖着毯子。这让身体有良好的支撑，我不用担心连续强烈呼吸到有点飘的时候会摔倒，也不怕受凉。家里没有其他人，不需要解释或交代我在做什么。就这样，我用自己的步调，鼻吸鼻吐，开始进行连续的强烈呼吸。

首先，做 30 次强烈呼吸或做到感觉有点飘，这一点我已经可以适应。到了有点接近运动后很喘、快要守不住自己的时候，我就闭气 1 分钟。没有特别去设定计时器，不想分心。

这时候的闭气，因为前头的过度呼吸，其实并不费力，甚至是享受的。有点像喝了酒或吃了什么，有一种慢慢散开的感觉。我可以感觉到手脚麻麻的感受慢慢被温暖淹没，而身体里有一种不知道是什么的东西在慢慢累积，原本快要守不住的自己，就这么一点点又重新被拼凑起来。我回来了。

再一次吸气，再闭气 15 秒，让自己再回来多一点，结束第 1 轮。我继续进行第 2 轮、第 3 轮。没有期待什么，就是要完成而已。

第 2、3 轮的强烈呼吸，差不多做到 10 来个，还不到 20 次时，就有点承受不住，但管它的，就做完吧。没那么彻底，也无所谓。

第 2 轮的 1 分钟闭气，变得更享受，我好像也更安心、更放松。我不知道自己闭气的时间够不够 1 分钟，但无所谓，舒服就好。

第 3 轮强烈呼吸时，有一种更不容易守住自己的感觉，比较飘，但也无所谓。1 分钟闭气时，我不知道是什么，好像有很多东西浮出来，特别是后颈、肩膀和肩胛骨间，沿着脊椎一个长期的压力突然被解开了。很强烈的恐惧、难过和伤心浮了出来，我大概知道是什么，但也无所谓，就难过吧！就悲伤吧！就出来吧！

如果是以前，大概会被这些感受唤起的记忆给带走，又进入谁好或谁不好的剧本。但这次我无所谓，除了让它出来，也没有什么好做或可以做的。

在闭气中，这些过去的痛苦，用一种我没想过的方式从身体释放出来。原本被禁锢在痛苦和伤害很难充分伸展的身体，突然像蝴蝶可以使用它的翅膀，自由了。

从来没有过的自由。

心好像裂开了，但裂开来的，是快乐。

我可以呼吸，是新鲜的呼吸。

我可以活，自由地活。

过去我知道自己的状况，也大概猜得出身体上的障碍是怎么回事。但只有理论，暂时没有方法。只能接受身体近乎本能反应的封闭和萎缩，接受自己不喜欢被关注的现况。

头脑渴望自由，但身体不自由。头脑知道可以放下，但身体还在害怕。头脑知道大可不必畏缩，但身体是缩起来的。我对自己最好的处置，也只是把这种不一致搁着，跟自己的限制与别扭和平相处。没想到在一次再平常不过的练习里，它突然打开来。

接下来我没有特别做什么，只是找了条更温暖的毯子包住自己，窝在那里多躺了会儿，给自己一点安慰。再来的几天也没特别做什么，连多练习几次也没有。只是傻乎乎地享受眼前的快乐，无论做了或没做什么，只是在眼前的大事小事、在喜悦里原谅自己。

就好像连身体也明白了，不用再时刻担心会发生什么坏事、

　　　　　　　　　　　呼吸，为了疗愈

要防着什么，可以轻轻松松、快快乐乐活着。

后来再做重生的呼吸，我发现自己更容易投入，顾虑愈来愈少，可以体会到胸背里还有情绪释放出来，而还可以带来更多的放松。平时的呼吸也自然变深变长，吸气可以深，自然落到丹田，时常感受到舒畅。

能遇到这样的方法，内心除了感谢，也还是感谢。

强烈的呼吸练习，从身体的生化代谢、生物物理、神经电生理学，甚至微细能量的层面，带来一种冲击或重新设定的作用，而把原本僵化在身心的一些结打开，让创伤的能量释放出来。

过度呼吸，确实会带来不太一样的意识状态。我在《不合理的快乐》中谈过"超个人心理学"的领域，这个领域的专家比起传统治疗师，更愿意探索人的各种意识状态。开创"整体呼吸疗法"（holotropic breathing）的心理学家葛罗夫（Stanislav "Stan" Grof）就是其中一位。

他会采用这个状态，让人解开心理的创伤。有时做法是相当激烈，像是用嘴巴呼吸而不是鼻子呼吸，时间也可能更长。

这样的疗愈工作，会在没有强光刺激、甚至偏暗的合适空间进行，治疗师会请助手一一照看个案的情况。现场放着很大声、很重的音乐，参与的人闭着眼睛进行，不用担心自己的动静会被别人注意到或造出干扰。在这样的环境下，治疗师引导大家重复几个小时的强烈呼吸，透过过度呼吸的作用进入一种不同的意识状态。

在这种意识状态，也可以说是一种幻境，人的防卫比较容易脱落，限制生命能量的制约不那么紧绷，于是有机会重复过去的创伤，而在安全的状态做一个疗愈。

前面提到在大活动带领参加的朋友做重生的呼吸，也达到了类似的宣泄效果。我带领的重生呼吸，是采用鼻子吸气、鼻子吐气，过程是温和许多。熟练了，即使没有人照顾也能进行。这对一些有创伤后压力症候群的朋友特别有帮助。

我们每个人都是多层面的组合，在肌肉、筋膜、神经的层面不晓得累积了多少创伤的记忆、多少能量的结。一个人懂得理论，懂得很多道理，但这还只是在头脑的层面。念头的懂穿不透肉体的疤，也自然懂归懂、活归活。懂的和活的，好像不是同一个人。

能有一次大的释放，当然是好事，自然让人有脱胎换骨的感受，也就是我所说的重生。只有透过这样的释放，才能将萎缩解开，而让头脑的理解和身体最切身的感受可以一致。

但坦白讲，现代人的步调太快、所需要处理的信息和互动非常多，可以说是每天随时在累积委屈、郁闷、愤怒、恐惧、担心……种种情绪的结。对大多数的人而言，隔几个星期或几个月再次回到这个方法，为自己安排一个自我释放的时段，解开紧绷的能量，可能是必要的。

在这个过程中，无论浮出来什么，知道了，就让它过去。不要追究，也不被带走。无论多痛、多快乐、多舍不得，都只是让它流过去。

情绪和能量得到安全的出口，不知不觉你会发现身上的负担减轻了，你不再有很强烈的非怎样不可或很绝对的判断。你的心好像恢复了一种天生的灵活性，可以很单纯地面对眼前。

身体和心活得一致，遇到什么经过，也自然很容易放过，人也快乐起来。

67
打破自我的观念

一个人如果心境没有跟心、跟宇宙达到一致，做再多呼吸功课，最多也只是达到一个观念的转变，而可能早晚又回到原本局限的状态。

首先你要重视自己，知道自己重要、有价值、值得被爱。一个人对自己有欣赏、有感恩，能够自我原谅、自我爱护，很有意思的是，不用做呼吸练习，已经在谐振了。

反过来，你还没做呼吸的功课，光是早上起来马上跟一切、跟自己讲"谢谢！"对全身从头到脚做一个感恩的功课。这么做，你的呼吸已经慢下来、已经拉长，进入一种谐振的状态。

透过心境和观念的转变，你已经在改变呼吸。再加上呼吸的功课，就好像从头脑、身体多个层面同时去敲定、去巩固你老早就知道的。

我们过去做的观想都可以结合呼吸，从头顶、中脉、心、每个细胞、每个层面的体，透过每一个呼吸体会到慈悲和爱的光。就连螺旋舞、结构调整，我们都可以用很慢的呼吸来做，甚至可以用守息来体会。

重生呼吸另一个大的作用，也就是让制约脱落，让人活出天真，活出慈悲。

我很小就到巴西，在一个开朗、透明、友善的环境成长。人和人之间的隔阂很淡，顾虑也少。但华人的圈子好像是另一个世界，有些人非常骄傲，把权力、地位、名气和钱看得比什么都重要，没办法跟人建立关系。

其实，不光是华人、韩国人、印度人，这些来自东方的民族都有类似的情况。要不就自大，完全不通人情，只懂得用财务和物质的层面来衡量自己、衡量别人；另一个极端则是缺乏价值感、自尊很低、很自卑。不尊重自己，也不懂得尊重别人。

当初体会到这些，让我相当失望。本来东方的文化是最古老、最灵性的，但也许这几百年太穷，让东方的人反而将全部注意转到物质层面，很少人能走出这种硬邦邦的状态。

愈熟悉华人，愈体会到不光是价值观念受到制约，就连外表和自我形相都离不开文化的限制。一般华人特别注重衣着不能暴露，多露一点皮肤就觉得不对劲，也会互相批评。还有人主张要返古，把自己穿得像古人一样。

当然，了解愈多，也会明白有些限制是不得已的，甚至是一种创伤。像华人教养的传统很严厉，小孩子的表现稍微不如大人的期待，也就会受到严格的批评。就算表现没有不好，也免不了被比较。甚至有些人成长的过程少不了身体的处罚。

这样长大的人，难免缺乏自信，不懂什么是对自己的尊重。他的身体往往是紧绷的，就好像用一个硬壳子保护起来，阻止外头的人、事、物进入内心。这样的身体自然呼吸浅而快，随时用紧张的肌肉绷住，就像乌龟或螃蟹外头的硬骨骼，限制住自己的动作。宁可把自己拘束在一个壳子，甚至是监狱里，让自己不能有太大的动静、不要被注意、不要再受伤。

如果一个人懂得用妥当的呼吸和各式各样的方法，打破这种对自我固定的看法，我个人认为这是修行或身心转变的第一步。

前面也提到，首先原谅自己、原谅别人。这样子，很多变化它会自然发生。你每一口呼吸变得很满，很圆满。吸气是满的，自然落到下腹。吐气是轻松的，没有夹带其他的目的。

你自然发现自己一切都好，而对自己的一切感到自在。有一种开朗的信心，也想要健康有活力，活得像小孩子，而不需要活出很老、很疲惫的样子。人会年轻化，而且很踏实、很稳重，睡眠好，平时也很安静，相处起来很愉快。

本来文化和教养带来的自卑自然没有了，在一个讲究创意和活力的环境，你会发现自己变得更有创意。一个人自己的阻碍很小，随时跟天地是连起来，自然没有自卑，也会发现自己根本不需要符合社会的期待。少了过去的包袱，就轻松起来了。

这一点，对我们华人是非常重要。华人从事科技和科学的很多，但真正有突破的比例相当有限。这是因为我们被过去绑住，过去的经历和制约像诅咒一样，让一般人脱离不了。

我很早就把整套呼吸的方法带给一些朋友，从数息、观息、随息然后用重生的呼吸和守息。人如果懂得随时回到身体，每个呼吸都是清醒的呼吸，早晚会对自己的身体建立起一种亲密和欣赏。本来对自己都是批评、随时都在催促、觉得自己不够好，但这种负面的看法会逐渐消失。无论头脑或个性都逐渐有了转变，变得柔软、坦然、大方。

对自我的看法变得正向，人自然开始懂得什么叫作乐趣，懂得享受生命，懂得照顾身边的环境，生活的质量也跟着提高。他会知道生命的能量不见得要用粗鲁的方式来释放，在艺术、在宁静、在沉默的沟通中，仍然可以很深刻地表达自己。

一个人随时能原谅自己，把对自己的尊重、爱护和欣赏找回来，可以跟自己很亲近，能够单独和自己相处。即使独自住在无人岛上，没有别人的眼光，仍然随时优雅从容。他不见得需要找一个伴侣，但别人反而会觉得这样的人很有吸引力，同性和异性都会想跟他接触。

这一生，能透过一些方法，帮助大家推翻这个原本捆得很紧的自我观念，放松对自己、对别人的观感，对我来说，反而才是重要的一个成就。

68

重生，从这一生的制约醒过来

在古印度的传说，巴巴吉大师将呼吸作为一种引发转变的法门，透过呼吸，可以摧毁身心的习气，让一切重生。

我们平常受限制到一个地步，好像已经被人间绑架、被洗脑、被制约，完全是无意识、无明地活，连呼吸也受到影响。过去许多压抑的情绪、种种没办法表达也无从释放的情绪，都储存在呼吸里，而让呼吸不由自主地偏快、偏浅。透过种种的练习，像舌抵上颚，在很短时间要把这个呼吸的惯性、呼吸的能量解开来，也就是打断一个惯性的联结、惯性的制约。

我们每个人都从生命的方方面面被制约，随时限制自己，把自己看得很渺小，而认定生命是无常，随时会因为一口呼吸没有而消失。有这种想法，当然会没有安全感，随时被人间给绑住。

带这些呼吸的练习，特别是这种清醒、快步的呼吸、重生的呼吸或闭气，有一部分就是希望在很短时间，激烈地把呼吸跟思考或情绪惯性的联结打断，而让我们得到一点解脱。

原本被塞住、堵住的生命打开来，它自己会运作自己。就好像有一个马达、一种动力活了起来，有它自己的生命。我们自然发现，是呼吸在带着我们走，而是道家所说的小周天的呼吸。

这时候，也没有什么事情需要做了。你跟着呼吸走，让呼吸带着你净化，做种种的整合。种种的观念，包括过去的制约，原本有强烈的联结，到了这里全部被打断，就像让一切重新来过。

你可以说这是清醒的呼吸，或者也没有什么清醒不清醒，就是你已经跟呼吸连起来，跟这个宇宙合一。一切是颠倒过来，是呼吸来呼吸我们。

所以，重生呼吸带来的重生，是什么意思？它最多是让宇宙神圣的能量、神圣的气，或说整体，来贯通我们。

重生，还有另外一重意义，也就是很自然改变我们对人生负面的看法，解开我们对人生的制约、限制和锁定。

第三重意义，也就是一个人会突然体会到很大的放松。这种放松大到一个地步，我过去会说是大欢喜、大喜乐，可以说是一种神圣的释放、神圣的放松、神圣的快感，释放出很大的能量，透过身体扫描过去，让我们打开好多身心的结。

它是最快、也是很激烈的一个方法，打断我们这一生因为环境、遭遇带来的制约。许多人心里有事，不自觉停止呼吸，或过度焦虑而喘不过气。透过这样的方法，也就把这种呼吸的模式和惯性打断。包括潜意识留下来的伤疤、制约和限制都可以打破，而让人进入一个新的整合。

整合，也就是把生死的周期打断，让生命好像进入更大的一个周期。一个人跟人间小小的系统断开来，跳出来在一个更大的现实、更大的周期、更大的系统，这也就是哥德尔定理所谈的——跳出来，才可能真正带来解答。

这时候我们才有资格说突然醒过来了，而一切、生命变成清醒。我们轻轻松松随时注意到它，随时让它带着我们走，也就不会被这个人间再骗走。

69
让呼吸灵活地配合生命

既然什么观念都可以打破，你可能也体会到很多方法可以找回健康和快乐，不见得非怎样不可。

饮食、呼吸、运动、静坐这几个项目，是我认为帮助一个人重新活得健康最重要的支柱。

为什么把这么多的注意力放在身体？为什么从身体着手？

其实，将注意力落回眼前的身体，我们脑海里的念头也会降低。

我们身体有一套迷走传入神经（vagal afferent nerve）。前面提过，迷走神经是中枢神经和各器官之间的神经连接。这套神经系统有一个特色：从中枢到周边（例如从脑传入肠道、呼吸道）的神经元比较少，但从周边回到脑中枢的迷走传入神经元是非常多。

是因为这样，身体不对劲的讯息可以影响脑，而我们调整身体姿势、调整呼吸的讯息也可以回到脑。可以说，身体活得快乐，大脑是接收得到的。无形中，我们已经改写了头脑体会的现实。

此外，各式各样的生活习惯改变，离不开恢复生命的灵活性。我在《疗愈的饮食与断食》中强调用好的饮食，包括新鲜蔬菜、丰富的好油脂让自己吃饱、吃好，用正确的方式满足身体运作的需要，而把代谢的体质偏差扭转回来。在这里，代谢的弹性和灵活性也一样反映在呼吸上。掌握"少反而多，慢也很好"的原则，先修正过度呼吸造出的体质偏差，让身体代谢的生化反应回到一个稳定的基础。

现代社会步调快，每个人随时都在交感神经紧绷的状态。但透过呼吸，尤其是慢呼吸，可以活化副交感神经的放松作用，而为交感神经的紧绷踩一个刹车。

活化副交感神经的作用，是我多年来推广真原医，包括在台北成立身心灵转化中心的重点。我过去用两个 R，"Rest and Restore"休息与修复来表示这种作用，也有人说是"Rest and Digest"休息与消化。无论哪种说法，都是生物放松时才会启动的功能。

我推广真原医一直在谈的，也就是我们怎么把副交感神经放松的作用重新打开，或者说怎么培训每个人能够自己重新整顿身心。最奇妙的是，这透过呼吸就可以办到，甚至连疼痛都可以踩刹车。

有些小孩子会莫名其妙肚子痛，并不是吃坏肚子，也不是消化不良或肠胃问题，而多半是个性比较敏感、容易紧张，一直处在交感神经作用比较强烈的状态。我过去也教他们用呼吸的方法，就像玩游戏，帮助他把副交感神经的作用带起来，让小孩子从不舒服走出来。

呼吸不光可以重新平衡自律神经的作用，一个人放松让呼吸慢下来，落在身心基础的频率上，恢复迷走神经副交感作用的张力，还能带动心血管健康，让心跳变异达到最大灵活度。心脏的跳动可以快，也可以慢，而能有弹性地应付身体的需求。

你应该已经发现，这本书所谈的呼吸可以分成两大类：一个是随时用、很安全、很健康的呼吸；一个是带来刺激、打破惯性，用来紧急调整的呼吸。

长期采用的好呼吸，是随时可以用、靠得住、很温和、很安全的做法，自然满足身体三大层面的需求：生化代谢、自律神经的平衡、心血管不费力的运作，还能够带动淋巴和气脉能量的流动。

最有意思的是，这并不需要你紧抓住每一口呼吸来完成。你完全不需要勉强自己用力呼吸，反而是像温和对待一个小生物，轻轻柔柔慢慢地来呼吸。

妥当运用全身的动，透过鼻子慢下来、轻轻细细地呼吸，1 分钟呼吸 6 次，反而比呼吸 12 次、20 次更让身体感到满足和舒适。呼吸好，呼吸饱，搭配适当的闭气练习，一个人耐力会增加，身心也更稳定。

透过这个比较慢、比较柔的方式，呼吸好，呼吸饱，包括运动和睡眠也尽量守住鼻子呼吸，减少过度呼吸带来的冲击，这是大多数朋友随时需要的。

至于像重生呼吸这类强烈的练习，是站在另一个层面，就像心脏手术一样，会对身体带来一定的刺激。我一直希望用妥当的步调来进行，帮助更多人释放创伤，得到疗愈。但后来也发现如果身心没有稳定的基础，有些人反而会误导自己，想去追求一些特殊的体会，而多走好多的冤枉路。这一点，也是值得注意。

有些人会去做极限运动，几乎要超过身心承受的限度，但接下来反而得到大放松。这道理和用强烈呼吸带来紧急的调整是类似的。它刺激神经、刺激内分泌，让我们体会到最大的压力是怎么回事，在身体留下一个记忆，而让身心经历一个转变，学会用不同的方式去反应。

这种做法，和我对中医的观点是相通的。一般中医会强调把体质调到中间，例如对于比较阳的体质就给比较凉性的药或食物，或者反过来，对于偏寒的体质，就用热性的药或食物。但我亲自进行则是让它阴到底，让身体自然经历一个转变反而变成阳；反过来也是一样的，阳到底，让身体转成阴。

我们的生命是一个谱，包括所体验到的也是一个谱，而身心的反应也是如此。一个人应该将全部的光谱分布都完整体验过，然后回到他的基线。

从我的角度解释，也就是一个人什么都觉察到、观察到，就像佛陀当时留下《阿毗达磨》，也就是将人类心理的微细状态全部描述出来，或像密勒日巴当时指导冈波巴在经过"空"的体验时，也是让他全部都经验到、什么都体验。这样子，再有什么新的体验，都不会让他好奇。

我打开全部生命系列的用意也是一样，希望给大家一个完整的经验。你一旦什么都尝过，也自然什么都不会稀奇，不会特别去重视，就是这个道理。

当然，每个人的现况和需求不同，我最多把许多练习带出来，但每一个人要把自己当白老鼠去测试，自己去适应。假如你有气喘、慢性阻塞性肺病或肺气肿，着重的重点当然不一样，也会有不同的效果。

　　一个人懂得改掉失衡的呼吸，把身体的障碍取消，让身心从紧绷恢复过来，才有空间可以接触全部生命，听得进甚至欢迎真实的观念。

　　换句话说，谈饮食、运动、呼吸、静坐是为大家争取时间，让身体最重层面的障碍，像慢性病、结构、呼吸、睡眠……种种的异常可以解决，而把身心的噪声降下来。透过身体最切身的反馈，让脑可以打开、可以放下，也只是如此而已。

　　世界，离不开二元对立、分别和区隔。但在、心、爱的状态，或者说一个超过念头、不受念头影响的境界，是你的本质。你不可能失去它，只能回到它。

　　这个本质，你连找都不用找。只是轻轻松松透过呼吸达到谐振，让头脑的作业散掉，散到身体里，让身体作为一个自动导航的载体。

　　你也自然落在这个本来就有的"在"的状态。

70

随时消化受伤，回到休息和修复

一个人受到严重的创伤，有时候受伤的经过会凝结起来，让他失去感受，或排斥一些状况。这样活下去至少不那么痛苦，但也不会愉快。

人生受到打击，大多数人会设法撑过去，最好能够把当初的失败弥补，甚至要达到更好。有时在弥补的过程中受了更多伤，可能比当初的打击还严重。一股脑想要挽救、想要补偿，不知不觉失去重要的价值、重要的感情，有时候连自己都失去了。说人生是一连串的创伤，对有些人是再贴切不过的表达。

一个人在萎缩的状态遇到事情，例如受到侮辱，他的反应可能会加倍激烈，而一时之间没办法把那个难堪的瞬间摆到一旁，没办法轻松把这个瞬间踢走。更别说没办法安抚自己、放松自己、舒畅自己。

一个人随时在萎缩、在紧绷、在反弹，更是需要疗愈。

前面提过，当年帮助选手，教他们用感恩来消化训练和比赛过程的挫折和身心压力。我看他们比赛后会去跟对手握手、赞美和感谢，无论刚刚赛场上发生了什么，都很快就过去了。

这些年轻的孩子并不是在当场叫自己不要有情绪，也不是在事后要求自己放下，他们只是让身体去做这件事：走上前，握手，赞美和感谢这场比赛。你可以想象，他们主动的表达自然有感染力，而让对方也用笑容和欢喜来面对。

更重要的是，透过这样友善而感恩的举动，身体已经在对脑说话——

这是一场很棒的比赛，庆祝吧！

在满足和感谢中，比赛再激烈、过程再辛苦也就过去了。

这和前面讲的迷走神经原理是同一件事：身体向头脑送出的讯息，远比头脑送给身体的信息多太多。

感恩和赞美，透过身体的动以及人跟人的互动，也把身体的反应从交感神经的紧绷或背侧迷走神经的畏缩带出来，活化腹侧迷走神经的作用，让人放松、可以彼此信任、可以敞开、可以不害怕。

一个人要疗愈，知道该怎么做，对身体的影响很有限。最简单的方法反而是，放下"该怎么做"的念头，让身体带头，直接进入放松的状态。

一个人放松，身心也就有了疗愈的空间。

4-8-4 呼吸：透过感恩，回到心

进行这个练习前，先体会一下自己的状态。

知道了，对这个状态说"谢谢！"并且让这个谢谢停留在心。

随你的意思，在生活或脑海中选择一件事、一个人或一个东西，作为感谢的对象，摆在心中。

保持鼻子吸气，鼻子吐气。

轻轻吸气，默数 4，将感谢和吸气一起带到心中。

闭气，默数 8，守住心中的感谢。

轻轻吐气，默数 4，让感谢从心出发，流向周边。

让呼吸和感恩陪着你，一再回到心。

这是一个适合结束一天的呼吸练习，也可以在一天的责任和工作中，用来重新整理自己。

可以的话，至少做 5 分钟。

让它成为你享受自己的时光。

无论遇到什么，你都可以随时回到心。

4-8-4 呼吸：带着光来进行

你也可以进一步，将这个练习加上光，来进行。

首先，体会一下自己的状态。

知道了，对这个状态说"谢谢！"并且让这个谢谢停留在心。

让这个感谢慢慢扩大，它是爱，是慈悲，是光。

随你的意思，在生活或脑海里选择一个感谢的对象，摆在心中。

保持鼻子吸气，鼻子吐气。

轻轻吸气，吸进来的是光，默数4，将光和吸气一起带到心中。

闭气，默数8，守住心中的感谢，心中的爱，心中的光，让它自然扩大。

轻轻吐气，默数4，让感谢、爱与光从心出发，流向周遭。

让呼吸、感恩、爱与光陪着你，一再回到心。

这个练习一整天都能做，你也可以把它当作一种祈祷，把自己交给光，让自己变成光。

可以的话，至少做5分钟。

呼吸，为了疗愈

71

让呼吸，扫描全身，爱护自己

透过呼吸，一早醒来，可以做一个接纳自己、爱护自己的功课。

早上醒来，睁开眼睛第一个念头，体会自己，体会呼吸。

体会自己的状态，体会自己的呼吸。

一吸，一呼。

将爱，带给自己。带到周边。

一吸，一呼，你可以把爱，带给身体的每一个角落。

一吸，一呼，把爱带给头发，爱的光也跟着亮了起来。

接下来，一吸，一呼，爱的光更强烈，进入头发下的头皮。

一吸，一呼，让爱的光流到额头。

用你的步调，一吸，一呼，让爱——停留在

眉毛。

眼睛。

脸。

耳朵。

鼻子。

嘴巴。

在有点紧绷的地方，让爱的光多停留几个呼吸，再继续。

舌头。

下巴。

脖子。

肩膀。

手臂。

手肘。

手指头。

胸腔。

心脏在跳动，让呼吸跟着它，让爱的光跟着每一个跳动流到全身。

流到胃。

肠子。

肚子。

膀胱。

骨盆。

大腿。

膝盖。

小腿。

脚踝。

后脚跟。

脚趾头。

脚底板。

从头到脚，一路都是爱，充满感谢、充满享受的爱。

让自己多停留一会儿，让呼吸跟每个细胞在一起，融化在爱、在享受、在感谢。

你本来的样子，就是爱。

就是完美。

就是尊重。

就是友善。

离不开爱。

如果又睡着了，也很好，让爱拥抱着你，为你充电，为你打气。

每一个呼吸，你活出的，是爱。

一天下来，呼吸一直爱护你。你忙碌时，呼吸爱你。你注意到它了，呼吸还是爱你。

晚上睡前，也可以这么做，用呼吸扫描全身，安慰每个细胞一天下来的疲惫，爱护睡眠的每一个角落。

明天，新的一天，你会在爱里醒来。

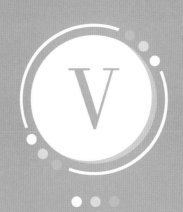

72

疗愈什么？也只是疗愈自己

首先，一个人还是要自己下决心，而且完全相信方法就是这么简单。但是，尽管有这样的决心，若自己不去着手，也不可能带来疗愈。

呼吸的疗愈，也是如此。

生命本来是圆满的，完整的，为什么我们全都活成了一个萎缩的状态？都是采用浅的呼吸？

这其实很简单解释。我们随时处在交感神经过度紧张的作用，从生命第一口呼吸已经是如此。我们光是生出来，就已经留下创伤和痛苦。

为什么没有婴儿不会哭？甚至他不哭，我们还希望他哭。这样能让肺部膨胀起来，发挥呼吸的功能。

新生儿本来透过脐带和母亲连起来，而现在的做法是要尽快剪掉脐带，让新生儿和母体各自独立开来。只是愈来愈多临床的专家已经体会到，这给小婴儿启动肺部呼吸的过渡时间太短、太仓促，迫使刚生出来的小婴儿要在很短的时间透过哭转成肺的呼吸，不然没办法生存。

从我们第一口呼吸，生命已经是痛苦、是创伤、是交感神经受到刺激。这是我们的制约，也限制了我们呼吸的初始状态。呼吸偏浅、偏短，是身心整体受到限制的结果，而这种运作模式已经落到了我们的潜意识。

我们的呼吸可以在潜意识进行，也可以让我们在意识得到的层面去操作。它在身体是一种自动功能，我们可以清醒地去影响它，但大多数时候落在潜意识里运作，而且是用一种受制约和限制的方式来作业，也就是我们体会到的——偏浅、偏短的呼吸。不知不觉，我们连肺部 30% 的容量都用不到。

这就是为什么，我们有时候需要用力深呼吸，甚至还做强烈的呼吸。

我多年来在许多活动，除了教大家舌抵上颚，还会请在场的朋友打哈欠。先调整神经的状态、意识的环境，看可不可以把烦恼解开。虽然慢呼吸可以让人放松，但在许多情况来不及。不光来不及放松，大多数人也不是想慢就可以慢，甚至慢不下来。

有时候，我还会让大家先完全用嘴巴吸气、嘴巴吐气，再慢慢转到鼻子吸气、鼻子吐气。这主要是为了打破一些眼前的惯性，而且是短时间进行，不需要有太多顾虑。有些人的创伤埋得很深，我也会试着用各种可能的方法，帮助眼前需要的人把这陈旧的能量大量释放出来。

从身心整体来说，慢呼吸的角色在下游，是放松的果。如果要让它带头放松，不是不可以，但作用会比较费力、比较慢。我喜欢从比较上游、从意识着手，所以常常让大家做 I-Am "我—在"的呼吸，深吸气，深吐气。吸气时，带一个念头"我"。吐气时，带一个念头"在"。

"我—在"I-Am，是《圣经》里记载，摩西见到主的时候，询问主的名字，主是这么回答"I am""我在，我就在"，表达"我就是主，主就是我"。我带大家呼吸时带着主的身份来进行，也就是从意识的源头来进行，而不是站在这个身心、意识的下游来做。让主带着我们呼吸，将一切交给主。

关于这样的深呼吸，后面还会多打开一些。

回到打哈欠，尤其是连续打哈欠，可以打断原本交感神经过度紧绷的作用，也把副交感神经的放松作用给唤醒。

接下来，不需要再特别做什么。光是做舌抵上颚，一个人的呼吸自然变深、变长。肺部有 75% 的血液都集中在肺的下方，呼吸变深，也就让进去的空气可以进入胸腔下半部，更容易在肺泡微血管进行气体交换。

一般人平常偏短、偏浅的呼吸，也就是只用了肺部不到 30% 的胸式呼吸。但透过打哈欠带来大口的深呼吸，我们已经把短而浅的呼吸做了一个转变。把无意识的作用切断，而得到了一个重新开始的机会。

这样把原本的制约打断，接下来再用 I-Am "我—在" 的深呼吸，步调会完全不一样。是呼吸，影响到心跳和代谢。只有呼吸可以影响到全身的系统，而且它可以受到培训。这时 I-Am "我—在" 的深呼吸，已经是一种清醒的培训。

这种方式，和一般的做法又是颠倒的。

一开始，我完全不去调整呼吸，而是先培养心理的环境、意识的环境。一个人放松而柔软，接下来做 I-Am "我—是" "我—在" 的呼吸，圆满地吸气，深长地吐气。它是一种欢喜的呼吸，是一种深、满、圆满的呼吸。

I-Am "我—是" "我—在" 是对生命最高的顶礼、最高的尊敬，用主、神最高的境界来带着呼吸。这样子，为我们自己带来一个正向的祝福，而对人生、对自己有一种正向的观感。还没有做练习，它已经影响到我们对练习、对生命、对一切的看法。

接下来，再做连续的呼吸、循环的呼吸，也就是重生的呼吸。

再一次总结这个过程：在进入重生的呼吸前，有一些类似暖身的步骤。先用打哈欠放松身心，接下来用朗诵带动长的吸气、长的吐气，而都是用嘴巴呼吸。然后，再用鼻子呼吸进行鲸豚式呼吸、谐振式呼吸。接下来才进入重生的呼吸，轻松地吸气，爽快地吐气，让它达到一个循环，就像马达会自己带动自己不断地运转。

重生的道理就是这样子。这个顺序非常重要，假如你慢慢熟练，怎么去变化都离不开这个顺序。也就是先从心理、意识的层面着手，然后再进入呼吸的练习，而让它成为一个自动的、不需要多想就在做的练习。

这就是一种清醒的呼吸、转变的呼吸，会影响到我们的意识，而为你把唯识和唯物的观念整合起来。

73
呼吸在表达

从一个人的呼吸，尤其是吐气，其实看得出性格和许多特质。包括他对生命的观感、对人生的看法是不是稳重，是不是踏实。

比较踏实的人，隔阂感比较淡，可以跟别人连起来，也可以跟自己联结。对自己也比较有一种欣赏和正向的观感，而容易随时在瞬间。

懂得用横膈膜来呼吸，让呼吸的动可以抵达下腹部。这样的人可以有强大的意志力，而且很踏实，就好像稳稳地扎在地上。

许多人的呼吸带着限制，有些停留在身体的上半，有些可以到腹部，而有些人是整体的呼吸，全面的呼吸。

一般来说，睡眠不够、做事情不顺利、常常碰钉子的人，他的吸气深入不了，多半停留在上胸，是很浅的呼吸。而一个人过度用脑，随时停留在脑海的境界，他的呼吸也无法深入，最多是用到胸腔的部分肌肉。这就好像一个人受过伤，就把心脏以下的肌肉也锁定了，不轻易把脆弱的部分交出来，不轻易让人碰触到比较柔软的地方。

更极端一点，有些人则是几乎体会不到自己的呼吸，就好像身体是一层壳子，把整个呼吸的动作给框住，不让呼吸自由地起伏。

一般这种人很目标导向，目的性很强。脑海里的目标，比当下、眼前更重要。心里常有恐惧，没有安全感，总觉得自己没有价值。从外表看来，身体是缩的，很紧绷，会认定要完成一个任务、一个工程才可以放松。注意力全部投射到未来，所以他随时会忘记呼吸。

有些人从小时常挨打、挨骂、被贬低、受到批评，一直活在恐惧而缺乏安全感。有些人则是受过伤害，也许是遭受意外、被性侵，也会有类似的创伤后压力症候群。这样的朋友全身是冻结的。就好像身体透过冻结呼吸，不让过去的创伤浮出来，要把它锁住，也没办法做一个完整、彻底的呼吸。

一个人呼吸不完整，有各式各样的限制，自然随时看轻自己、贬低自己。呼吸本身反映我们对人生的限制和制约。一个人生命更深的一些层面，包括跟生命的能量、生命的根源之间的关系，都可以从呼吸看出来。

假如平常不会把呼吸落到下腹部，不能轻松动用下腹的肌肉，也就好像生命没有活力，缺乏一种生存的意志力，而感觉是浮的、没办法集中注意。活得不踏实，也就随时不稳定，不够稳重。

他没有自我的尊重，别人一讲什么，也就容易被带走。随时都在自卑，批判自己、不断地后悔，没办法原谅自己，心里充满内疚。

一个人对自己、对生命已经绝望，透过呼吸也可以看出他等于放弃了生命，甚至可以说是自我毁灭、自我糟蹋。这种心态自然反映在身体，而容易在腰、肠道、生殖这些基础的功能有问题。

另一方面，习惯浅呼吸的人，虽然呼吸集中在上胸，但他的胸骨多半还是封闭的。这是身体用一种方式在表达拒绝，就好像希望把心封闭起来。特别是对感情、尤其对爱，他是拒绝的。他没办法爱别人，没办法表达爱的情感。

我们看看周围，很多华人是这样的，无论是表情或讲话都让人感觉很冷淡，没有关怀，没办法打开心胸，不敢让爱自由地进去、自由地出来。

其实，就连走上疗愈的路，一个人对自己的自我疗愈有没有信心、对自己有没有把握、是不是完全要依赖别人，从呼吸都可以透露出很多讯息。

74
让生命贯通

作为一个练习的方法，我们可以将身体分几个部位来看呼吸集中的点。我通常会让人躺着，拿一本书或带点重量但不会滑动或滚动的东西摆在下腹、肚子、胸部、上胸各部位，帮助他体会自己的呼吸。

腹部下方的能量，也就是比较低的脉轮，和我们的潜意识比较近。上面的脉轮比较靠近头，也就跟头脑的能量、头脑的意识比较近。

这样，帮助我们看到一个人的呼吸量多或少，看到呼吸集中在身体哪一个部位。有些人呼吸偏上方，呼吸的动在下半是不完整的。这其实也表示他的创意是受限的，好像随时有一种恐惧、一种不放松，没办法完全接受生命，不让生命带着走，把自己跟下方的创造能量给隔开了。

许多心理疗愈的专家都提过，人除了求生的本能，无意识里还有死亡的驱力。自律神经的作用也有类似的区隔：一个人除了有交感神经紧绷的作用来求生存，有腹侧迷走神经放松而可以和他人相处，也还有背侧迷走神经带来一种冻结、假死的作用。

这种冻结或假死，其实是许多人随时都在做的。就好像无意识地想离开人间、想要死亡，而随时在抵抗生命的能量流，想把能量流切断。以为断开生命的流动就可以安全，却反而把自己落在一种缺乏活力的状态。

一个人只要把身心偏下方的结打开，随时可以让呼吸的动轻松落到下腹，自然会产生安全感。本来随时恐慌，随时怕别人指责，突然间可以接受自己，不再随时有一种犯错的感觉。内心对自我不停的批判好像消失了，不再随时担心丢脸，或是担心别人讲什么会影响到自己。人变得踏实起来，什么都不怕。不怕别人，也不怕自己。

许多人没有注意过自己胸骨与横膈膜的位置，也就是差不多太阳轮的地方是紧绷的。我在《感恩身体的功课》教过大家躺下来，用卷起来的小毛巾垫在背后第 4 节到第 10 节胸椎间。大多数人只要做，立即会感到舒畅，感到胸腔变得开阔，呼吸也变顺了。

假如一个人在胸腹之间卡住，在太阳轮、横膈膜、心脏下方的位置是缩紧的，让呼吸扩不下去，也就反映了一种隔阂。好像你的心和意念是分离的，一方面想被心带着走，但又不放心而会用头脑压过去。人活在这个世界，却好像被两个方向拉扯，随时都有顾虑，很难活得爽快。

除了把胸腔拱起来，我还会教同事用手去按胸骨和太阳轮的位置。用不同的手法按摩，找到痛点，有时候会非常痛。这也能多少释放一些能量，而让一个人体会到自己随时是封闭的。

很多人呼吸的动完全集中在胸腔，只有胸部在起伏。这样的人多半是所谓的 A 型人格，带着一种完美主义，没办法跟别人合作。功劳都是自己的，没办法成就团体的功劳。

他放不下，没办法跟别人分享，不放心让别人发挥，全都要自己执行。我通常会劝他不需要标准那么高，可以让别人发挥。其实他最主要的角色可以是开创一种集体的聪明、一种 mastermind。放心让别人发挥，让上帝来带着走。

这样的朋友最需要学习的，也就是放过。Let go。

我在"定在心"里带过这样的观想：在胸腔里想象用一支画笔把心里的结涂开，让这些结散掉。散掉它，打开这些限制，一个人也就感到比较可以表达爱、自由地表达感情，可以臣服、可以接受。

一个人想到心，也就会想到爱，想到慈悲。只要有慈悲，有爱，从心打开，其实就把意识跟物质，或者心跟意念二合一了。

这样子，一个人会发现自己对这个人生有爱，可以接受，可以臣服到心，可以让心带着走下去，不一定要完全靠头脑运作。

写《神圣的你》时，我提过在机场认识一位女士（Gayle P.）。当时印象最深刻的，也就是她的呼吸。那种呼吸，可以从头顶贯通到脚心，完全和天地合一。那种稳重，那种全面，那种臣服，非常了不起。

许多人可能想都没想过其实生命是贯通的，就连个人、连呼吸都可以是贯通的。

过去，我透过许多作品、在各种活动带出一些观想的练习。透过呼吸，透过光，观想一个管子，把生命的感受从头顶，通过心，一路带到会阴、带到生命的底层、甚至带到整个地球，把上中下都连起来。

透过这样的提醒，也就是带来一个印象，一个人可以踏踏实实扎到地球，不需要走掉，知道生命和更大的层面没有分开过，而充满希望。

有些朋友会好奇，为什么我那么喜欢拥抱人。这多少也是我在华人身上体会到的，许多人很封闭，带着限制，完全没办法打通。没办法接受爱，也没办法转达爱。

那就拥抱吧！先表达爱，接下来的，接下来再说吧！

75

I-Am "我－在"的呼吸

一个人会受伤，当然是小我在受伤。

小我的伤是疗愈不完的。

透过 I-Am "我－在"的呼吸，呼吸时带着一个念头"我－在""我－是""圆满""I-Am""So-ham"，站在神的地位去声明自己是完整，是完美，是圆满，而跟生命的源头没有分手过。这样的生命，又要怎么去受伤？

一个人从小我回到大我，一切透过业力、两极化的互动也就消停，自然回到还没有延伸出这一切的起点。

原本一个人的注意都在心里满满的话、念头和情绪，透过 I-Am "我－在"的呼吸，这些注意的能量从内心满满的念相滑开，回到自己，也自然把杂念、情绪和受伤放过了。

这可以说是一种能量的转变：透过 I-Am "我－在"的呼吸，让人建立了一个捷径，忘记了旧的回路，而新的回路在能量上还更直接、更放松、更省事。

最有意思的是，你从呼吸能量的互动，回到了它的原点。这时候能量和意识分不开，能量等于意识，意识等于能量，几面一体了。

这时也不用放下，它本身已经放下了。

I-Am "我－在"的呼吸，是一种清醒的声明——清醒地做一个圆满的吸气，完整的吐气，这在我们的意识转变是最直接的。

首先，从意念的层面，我们进入主的意识。然后慢慢退几步，吸气，吐气，也就在意识的背景观察。这时自然会舌抵上颚，呼吸也自然会加深，而变成横膈膜的呼吸，从腹部到肩颈完整的呼吸。

很多人在练习前喜欢有一个类似祷告的动作，邀请神、主、菩萨、天使长到你的生命，这本身就在创造一种神圣的空间。

意念是最重要的，我在带领时，会和大家一起用莲花手印朗诵Om，合掌朗诵 Ah。手印与合掌放在胸前，也代表发自内心的顶礼和尊敬。透过这样的集中，帮助大家将杂念净化，再做I-Am "我－在"的呼吸，比较容易落到心。

用这个机会，把自己交给主，也是一个臣服的功课。这就是 I-Am "我－在"的道理。当然，一个人也可以在练习或静坐前做自己的祷告，也许把自己生命的状况、心里的创伤透过祷告交出来。这都是好的。

但一个人懂了真实，其实不需要刻意祈求哪里变好或者改善什么。对小我，祷告当然有帮助。但透过这里讲的臣服到主的功课，甚至不需要指定哪里需要帮助、也不需要指定要怎么帮助。

将生命完全臣服到主，主当然知道这个身体需要什么，完全不需要小我来费心。

I-Am "我－在"的呼吸，对创伤的疗愈效果是远比小我单一的祈求来得更大。

76

全面的呼吸，全面的丰盛

呼吸在哪里集中、在哪里被锁住，透露了许多身心的讯息。

前面讲过一般人呼吸偏浅、偏快，也鼓励大家从浅浅的上胸式呼吸改成腹式呼吸。但这还不是终点，真正完整的呼吸是全面的呼吸，是透过呼吸从完全放松的腹部、胸部、肩膀、颈部一一打开，让生命的能量进来，得到完整的呼吸。

要贯通，是从下往上，从最低的脉轮，往上慢慢一步一步打开。能量的层面是如此，生理的层面也是如此。

严格讲，脖子和喉咙也是呼吸的一部分，而这一部分跟灵性的层面、意识更高的层面是连起来的。

我们也看过一些人，如果比较上面的能量没有打开，就好像是任由下方基本的生存能量带着走。他没有什么更高的理想和价值观，而是像动物一样凭本能求生存。至于这一生来做什么，他完全迷迷糊糊，没有分辨的能力。什么是对、是错，根本看不清楚。

大多数人都不是完全贯通的，除了用运动和呼吸把下方基础的能量打开，我也会带大家做一些肯定（affirmation）。透过提醒和练习，跟自己肯定——要跟天连起来，跟上帝合一。

I-Am "我—在"的练习，其实就是这个意思。吸气时，带一个念头"我"。吐气时，带一个念头"在"。透过呼吸，我们跟一切、跟生命连起来，从意念、身心跟灵性全部是连起来的。臣服到全面，让全部带着我们走。

一个人从上到下，包括最上面都打开了，他的呼吸自然从头到脚。我当时体会到那位女士 Gayle P. 是贯通的，她是真正的呼吸，就像道

呼吸，为了疗愈

家所说的跟天地合一，完全进入生命的流，没有被限制，没有被打断。

为什么会用I-Am"我—在"来配合呼吸？

一个人要达到丰盛，深吸气，加上最圆满的念头，把生命的丰富和完整带进来。吸气—I，吐气—Am，或吸气—我，吐气—在。这么联结起来，站在生命、站在主、神、佛、上帝的身份，做一个完整的、生命的呼吸。吸气，让生命的能量流进来，也就是丰盛。

一个人如果吸气很浅，也就是交感神经作用过度紧绷或是过度责备自己，没办法接受自己，没办法原谅自己，对自我的形象是负面的，随时觉得自己不值得、不配得到好事，那他吸气也自然是浅的。

懂了这个道理，练习熟了，他自然会看到自己的模式、属性和性格。这时候，一个人也可以这样讲，配合吸气，说"我是值得的""我可以接受丰盛""我可以完全接受，完全让正向能量进来""I'm OK."。

假如一个人随时在吐气，就像随时在叹气，他其实是没办法放下，随时都在要求。总是把生命看成负面，没办法让别人发挥，连自己来也不放心。这样的情况，他时时需要用吐气来安抚自己，反而容易带来过度呼吸。

其实吐气是愈轻松、愈放松愈好。一个人慢慢吐气，心跳会降下来，也就把副交感放松的作用活跃起来。

透过这些观察和练习，从呼吸的比例、进出的量、集中的身体部位，一个人也就知道怎么去调整，而很容易达到一种均衡，重新整顿的呼吸。

充分掌握这些原则，也自然懂得可以全面呼吸。让呼吸，呼吸到底。熟练了，自然吸气会拉长，吐气也会拉长。到最后，你会发现看不到吸气吐气。

这时已经不需要刻意去深呼吸。深呼吸是在做练习。但走到最后，这深的呼吸变成长，是长呼吸。甚至到最后，完全看不到，而并不是浅呼吸。

以前我在麻省理工学院的实验室就为许多专家示范过，单位时间内，呼吸的起伏小到一个地步，根本量不出来。好像没有呼吸，别人还认为你走掉了。

其实，那种呼吸反而是长的呼吸，长到变成永恒，完全看不到一个波浪。那时候一个人是大欢喜，随时定在欢喜，定到呼吸，定到也没有呼吸可定了。

从天到地，一切打成一片，一个人已经点点滴滴活出解脱。

77
集体的性格，集体的制约

华人整个民族的洗脑和制约很重，有不一样的属性。所以呼吸练习需要强调的重点，包括顺序和方法，可能和西方人所需要的完全不同。

对我来说，这个差异很明显。一个人呼吸多或少、深或浅、呼吸的动集中在哪个部位、在哪里有阻碍会卡住，这些讯息已经像镜子一样反映出我们的属性、个性和性格。看得广一点，也会发现这跟民族性脱离不了关系。

我自己在巴西长大，接触许多西方的人。一般来说，西方人的身体比较活，限制比较少，不那么拘谨。巴西人更是有各式各样的呼吸型态。有些是腹部呼吸，当然也有人是上胸呼吸，但相当多的人自然采用腹部、胸腔到肩颈的全面呼吸。

巴西和其他南美洲的人，可以说是比较开朗，心胸也比较敞开。在样样的生命价值上，都有比较正向的观感。内心对上帝、对宗教、对生命是亲近的。虽然社会经济不好，贫富差距很大，但一般人多半是开朗而愉快，人跟人之间交流比较亲密，而互动是完整、是圆满的，好像没有那么多隔阂。

后来我到美国就发现，不同国家的移民有各自的属性。有些民族的呼吸很深，从腹部下面出发，感觉他生命是畅通、是开放的。有些国家的民族性很保守，也就会发现他们的呼吸一般都锁定在上胸，没办法把情绪打开。有些国家的性格则带着很强烈的完美主义，整个人的呼吸都锁在胸腔里。

西方人，特别是北美和南美的人，比较重视个人的主张、个人的看法、个人的自由。一个人想做什么，也就自在地去做。但愈往东方走，这种个人主义是愈受到压抑，这一样是受到民族性的影响。

到亚洲，这种压抑是更明显，个人的意愿几乎是完全被盖住，要每个人都活出集体的期待，让人没办法表达自己，而要随时以整体为主，不是个人为主。呼吸的动可能到喉咙就被锁住了，整个社会完全活成一个头脑的状态。

如果连跟上帝、跟生命的根源、跟更高更广层面的联结都被切断，那整个社会真是活在一个虚拟的头脑境界，根本没办法让呼吸落到心里，把心打开。

本来心可以接受更多生命的丰盛，但我们从上面、从根本就把它锁住了。这一来，人呼吸自然偏浅，整个人只有头脑在运作、头脑在指挥。

亚洲许多民族的情绪、感情，都是处在这种被锁住、被压抑的状态，活得很闷，让人感觉非常拘谨，要靠酒精或药物才敢把心胸打开。

因为活得不尽兴、不畅快，也自然把自己的理想、没办法完成的梦想，拿来要求下一代。把自己的期待，变成孩子的期待。

这些限制一代一代传下来，框住个人的想法、个人的主张、个人的感受，没有留下一点个人的空间。整个社会的文化也硬邦邦的，不知道怎么表达欢喜、表达难过、表达高兴、表达悲伤。东亚的情况是特别强烈。

也是因为如此，我回到亚洲，总是喜欢抱人。不分男女，我都会拥抱。也总是跟大家说一些话，类似"生命不需要非得怎样不可""放过，通通放过"。也就是因为华人最没办法放下，连一口呼吸都放不下。就连参加共修都在看时间，认为要符合一个理想的状态，对讲的内容、进行的步骤都抓得很紧，非要怎样不可。西方人反而无所谓，共修时间多一点、少一点，他都无所谓。

对我来说，这非常可惜。东方本来是唯识、最古老的文化，但这几十年来因为物质是贫穷、是匮乏的，反过来变成一个最唯物的社会，一点物质都不能轻易放过，随时都在贪瞋痴里，样样都要更多。自己用不完，还要留给下一代，希望下一代取得更多。

所以现在的人创伤特别大，没办法让感情进来，也没办法让感情自由地流动，就连呼吸都锁在胸口，整个人活在头脑虚拟的境界。明明活在这个身体，却跟这个身体是分离的。

不光社会集体跟个体是分开的，就连一个个人，他的肉体跟心也是分开的，甚至是自我排斥的。

我常看到华人会对身体有种种的规范和批判，没办法接受这个身体。好像这个身体是一种羞耻或说丢脸的存在，最好用衣服全部包起来。多露一点手臂、大腿、腹部、背或胸，就好像是很严重的事。矛盾的是，一方面对身体有这么强烈的排斥，但如果有人穿少一点，又想去看。一点都放不过。

华人对身体的态度是别扭的，一方面排斥，而又想要接触，同时还有浓浓的自卑感。不像西方人对身体的态度是坦然而开放的。

这其实也反映了一个人对自己的看法。对身体的态度不爽快，连呼吸也锁在自己的制约里。

78
首先，把自己拥抱起来

我在亚洲会一再提醒大家，首先一个人要原谅自己，才可以原谅别人。样样都不需要非得怎样不可。我们样样都可以拥抱，都可以熊抱起来。

我带领大家做重生的呼吸，会带来一个大的释放。有些人会咳嗽，咳得很激烈，就好像呼吸有困难。这当然也反映前面提到的，华人的注意都锁在上半部、很浅的表面，就连呼吸都落不到胸腔里，落不到心。有些人则是大哭，喉咙发出奇怪的声音，像野兽一样，哭不完。

事后，很多人感觉收获很大，得到很大的转变，释放好多过去的能量，对自己有一些新的注意和观察。当时很多人希望我多带几次重生的呼吸，我拒绝了。因为不希望在大家基础还不稳的情况下继续进行，而要不大惊小怪，要不上瘾。

还有些人对这种情绪和能量的释放会害怕，在现场不敢投入，觉得怎么会有那么大规模的疯狂。直到我慢慢用吐气把大家带回来，他才安心。

其实这种释放并不是疯狂，只是华人从小到大活得很压抑、很拘谨，受到儒家的影响。社会如此，个人也是如此。对样样都认为要有一个样子、有一个规矩。只要对方年纪大一点，就要用尊敬的称呼和语气来讲话。讲究的是一种上下阶级的观念，而什么都放不过。

透过重生的呼吸，呼吸变成一个接一个的联结，中断不了，而让你的注意彻底摆在呼吸，完全把杂念切掉。

很多人一辈子杂念没有断过，他是在杂念当中生活，但自己不

呼吸，为了疗愈

知道。突然杂念的流被打断了，这种解脱是不可思议的。上面的气，也自然流下来。

其实我们什么都没有做，最多只是气贯通了，从上面到下面都通了。一个人也就达到圆满，突然天跟地结合了，而我们只是天地间的管道，没再带来任何阻碍。仅仅如此，就有那么大的作用。

这种释放，根本和疯狂一点关系都没有。

从华人的身体语言，可以体会到大多数人抓太紧，样样都放不下，没办法让感情自由地流动和表达。保守到一个地步，心胸打不开，稍微遇到一点不同的状况也就容易大惊小怪。这样的状态不用讲什么腹式或全面的呼吸，大概只有 1/3 或更浅的呼吸。

我感觉，这些限制全部可以打开。

只有这样子，打开呼吸，让呼吸的动、呼吸的气从上到下是贯通的，把下面的脉轮打开，让身—心—灵真正合一，一个人才会突然有丰富的创意。

虽然现在有愈来愈多华人致富，但多半是经营企业有一些成就，而比较不是开创一个全新的领域。大多是重复别人的发现，只是做得更快、更有效率一点。还是透过努力，而不是不费力让创意流出来。

真正的创意，不费力，没有选择。是你生命贯通了，自然的结果。

所以连呼吸都要重新教、重新学。

一开始做这种练习是费力，要经过选择。但生命打通了，接下来是不费力，没有选择。到这里，任何呼吸的技巧都可以放掉了。

前面提过，华人把样样看得悲观、总是比较负面，也常有叹气的习惯。就好像想透过吐气带来的放松，去压过内心的焦虑和不满意。在做呼吸的练习时，也会发现吐气拉长是容易的，反而吸气拉长会有障碍。

透过 I-Am "我—在"的呼吸，我希望大家把吸气轻轻松松拉长，而在吸气时带着一种正向、一种丰盛、一种祝福的观念。把我们社会里对样样都悲观、都要打点折扣的文化给打破。

我们用练习、用各式各样的方法，把文化和集体的制约打破。本来一个人容易吐气长，慢慢放松后，吸气可以和吐气一样长，甚至吸气比吐气长二三倍。我在带大家练习重生的呼吸时，甚至是四五倍以上。

在呼吸的调整上，华人一般不需要特别教吐气。只要提醒一下，稍微练习就可以做得很好。但华人需要懂得吸气，懂得怎么吸得圆满，吸到深，而在呼吸中把身心的结打开，把老旧的能量释放出来。挪出空间，让生命新鲜的能量流遍全身，每个部位。

然后慢慢把放不下的念头，也打断了。

一个人踏踏实实这么做，时间长了，他不知道什么时候突然发现自己比较通了，放松了，解脱了。这时，就连呼吸也自然回到道家所说的，没有进，也没有出。几乎观察不到吸气、吐气的动作。把羽毛放在鼻子前，几乎看不到飘动。

没有明显的呼吸的动作，但呼吸却跟天地合一了。这种呼吸不能用深或浅来形容。真要说，是整个人连毛孔都张开了。进出的，不只是空气，还是整个宇宙的圣灵、气、haoma、soma……

一切，一切，已经跟他完全打成一片。

79

清醒的呼吸

一般，我们认为自己很清醒，是醒着的，但其实还是无意识、不清醒在运作。

我们一天 24 小时还是无意识的，还是无明。最多是注意到这个身体，而认为这个身体是"我"。

我们会认为自己清醒，但其实是清醒到这个"我"。这个"我"本身只是个客体，刚好是注意的对象而已。

我们一整天下来，根本不知道完全是无意识带着我们走。这个无意识不断由它自己的业力法则在运作，包括连我们自己都忘记了的创伤。

这些创伤埋在身心里，被呼吸和身体的限制框起来，埋在细胞深处。这种无意识透过过去的疤、过去的结，对我们的作用大到一个地步，是很难描述的。但我们自己不晓得有那么大的影响，只是任由这个结把光明遮住愈来愈多。

真实的光一直照进来，是我们把它挡住，但自己又不知道。

透过呼吸那么简单的一个方法，把我们的注意摆到呼吸，让头脑没办法启发作用。即使作用一启发，又落到呼吸上。这就好像带来一个捷径，没有特别去消失杂念，它自然消失了。

就这么简单。我们突然把这一生所有的无意识照亮了。

清醒的呼吸，照亮我们的无意识、照亮我们的无明。或者说把无意识的呼吸，变成了清醒的呼吸。它就是有那么大的作用，是醒觉路上的一个重要工具。一个人假如没办法清醒地呼吸，我敢说他不可能会醒过来。

从生理和神经控制的角度，呼吸有自主和非自主的层面，这反映了物质世界二元化的运作。从另一个层面来表达，则可以说呼吸有意识的层面，也有潜意识或无意识的层面。我们可以清醒体会到呼吸，也可以在完全失去意识的情况下进行呼吸。

要恢复生理的功能、身体的作用，当然也可以放手不管，把对身体的期待放下，直接舌抵上颚，让这个非自主或说无意识的层面自己运作。

但是，因为我们过去已经有种种的习惯、有创伤、有萎缩、身心已经僵化，造出一些费力的回路、带来能量的结。就算你完全放松让这个潜意识或说无意识带着走，但这个带着你走的主人本身是萎缩的，本身就受到制约、受到习气的束缚，已经不是自由的生命、全部的生命。把自己交给这样的潜意识，也只是在习气和制约里打转，而可能需要更久才走得出来。

这也就是为什么我会用这么多方法，无论呼吸、饮食、运动、习气改变，先做一个修正和调整。这么做，也只是减少障碍，让你自然落到没有制约的自由和全部。

闭气可以说是彻底在身心，尤其身体层面重新整顿。就像硬件坏掉了，总是要修复，而这个硬件还有自律神经系统的交感与副交感的作用，都要做一个重新开始。

闭气、快呼吸，都可以说是从硬件的层面，从身体、肉体的层面着手。观息、数息则是在更高的层面。重生的呼吸，则是从两边着手，像卡车一样不管三七二十一，把一切的阻碍压过去，可以说是非常"野蛮"的方法。

这里讲清醒的呼吸、觉察的呼吸，也就是在重生和转变的呼吸中，突然体会到我们身体已经有意无意落到某种运作模式。我们只是觉察到这些模式来自一些过去的习气，从这些惯性清醒过来。

假如一个人完全注意不到自己的习气，根本也没办法重新整合，更别谈重新开始。但只要先注意到，其实你已经在重新把这个回路整顿，在重新设立了。

轻轻松松地，你注意到身心，就已经让灵性或说更高的意识可以完全整合、完全掌控，可以流过你的小生命。就是这么简单。为什么我们会做那么多练习，也就是准备让灵性、更高的意识、一体来接手，而不是任由潜意识继续活出局限和制约。

可以说，清醒的呼吸就像一座桥梁，跟灵性做一个结合。也可以说它本身带来一种整合，让身体很多部位释放能量，而不断地重新整合。

这个整合的过程，不见得是安静的。一个人可能过去生生世世有许多的痛苦、心里有结、身体也是紧绷僵硬的，而释放时多半会哭，甚至发出来的声音完全不像人类，像是野兽。释放也不只一次，而是像浪一波一波来。但是这些能量出来后，他也就安静下来、舒服起来，甚至可能进入一种欢喜的状态。

我遇到的一些人，他们会产生很大的欢喜，而让他一生难忘。在非常激烈的能量释放之后，得到一个很大的放松、很大的整合。

整合，也就是让整体接管一切。你完全放松，没有念头，没有什么可以去追求、可以去批评、可以去恐惧、可以去萎缩。

任何的隔阂，都自然没有了。身—心—灵之间没有隔阂，而原本在意识和无意识之间的隔阂也就消失。

整合，其实不是身心刻意往哪里调整或去整合什么。只是让一体流过去，让生命的流突然流过每一个体，流到生命的每个角落。

完全贯通，我们就跟生命合一，共融起来了。

但是，到最后，你还是要有一个理论的架构。懂得原理，让你可以去解释，不会大惊小怪。

走到最后，完全整合，一个人的呼吸是通的，没有上下胸式或腹式呼吸的区隔。从外表看来，他甚至没有一般呼吸的起伏，但他跟宇宙、跟整个生命是连起来的。不是光跟物质的层面连起来，跟另一个层面、全部的层面都是连起来的，甚至跟我们看不到的层面、体会不到、很微细或很粗重的层面都连起来了。

连起来，是透过这里现在。透过每一口呼吸，这里现在的呼吸，活出来我们合一、共融的境界、状态和领悟。

呼吸，为了疗愈

80
回到佛陀留下来的大方法

你会发现，这本书前面谈的呼吸练习多半写成可以明确操作的格式，例如吸气几秒、吐气几秒、闭气几秒，1次进行多久，多久做1次……

这么表达，也就是方便初学的朋友有一个具体的范围可以掌握，可以切入，可以把心安静下来，而能够透过呼吸和身体单纯的意识进入一种中性的眼光，可以观察，可以疗愈。

一个人熟练了这些方法，再回头接触佛陀的数息、观息、随息、守息，会觉得再自然不过了。不需要盯着表、看着自己是不是满足秒数的标准，只是轻轻松松地进行，自然会达到放松、得到安静、进入谐振。

虽然这些方法我在《真原医》《静坐》《呼吸瑜伽》中都谈过，早年也透过《真原医静坐》亲自带同事进行而有留下完整的录像纪录，我还是在这里重新做一个整合，相信可以为你省下许多自行摸索的时间。

数息

安静坐着，躺着，都可以。什么都没有要特别做，只是鼻子吸气，鼻子吐气。

开始数息，也只是轻松吸满气后，轻松吐气，吐气时数1，直到吐完为止。再吸气，吐气数2。再吸气，吐气数3。以此类推，数到 10。

不需要去控制呼吸的强弱快慢，唯一要做的只是自然吸气、自然吐气，在吐气时数息。数完 10，再回到 1。再一次，数到 10，又回到 1。

如果需要，你可以自己计时。5 分钟很好，10 分钟更好。

还不熟练或心里有事，难免会被杂念带走，都没有关系。发现自己被其他念头带走了，就直接回到数息。

随时回到数息，已经是一个原谅自己、放过自己的功课。

观息

首先，把姿势放松。

坐着，也好。躺着，也可以。任何姿势都没有关系，只要你觉得舒服而稳定，就是适合的姿势。假如是坐着，把两只脚心平摆在地板，跟骨盆形成稳定的三点支撑，把身体稳稳地架起来。

眼睛可以闭起来，放松身体，最多只要观察呼吸。

轻松地呼吸，呼吸进来，知道。吐气，也知道。一进一出，都知道，都不去干涉。呼吸快，也好。呼吸慢，都好。都可以放过，都是刚刚好。

最多只是看着呼吸，不加上另外一个念头，不需要去分别、批评，全部都可以放下。

只是轻轻松松地知道吸气，吐气。一个人很舒服，欢喜又放松，只是欣赏呼吸。

透过观息，自然进入守息

佛陀当初为儿子罗睺罗带出来入出息念的方法，可以说是观息的延伸。

观息是让注意力落在呼吸，不做任何额外的努力去调整呼吸。入出息念，则是特别把注意力落在吐气，在吐气要结束时，轻轻地多注意一下。

注意力到哪里，能量就到哪里。这个"意到气到"的原理，古人老早就知道。入出息念在吐气快要结束时，把自己的注意力摆上去，也就自然把吐气的时间拉长，而进入守息。

换个角度来说，这是守息，而可以说是清醒的守息。

用这种方法，不知不觉就把呼吸拉长、放慢，也就达到现代很多讲呼吸和健康的专家所看重的呼吸慢、呼吸柔，而又是清醒的呼吸。

最重要的是，这样的呼吸是在放松状态自然而然达到，没有拿着秒表在计时，略过了一开始的紧绷。

在舌抵上颚中，自然进入随息

假如我们舌抵上颚，完全放过，可以说是一种随息的作用。也就是呼吸怎么来、怎么去都无所谓。唯一守住的也只是把舌头轻轻抵在上颚，让呼吸自由发挥。

有时候，一个人本来已经有点失调，即使没有做其他的调整和练习，光做舌抵上颚，他的呼吸早晚还是会放慢下来。尽管经过的时间比较长，但最后也是达到一样的结果。

81
瓶子瑜伽

守息，也就是闭气，我过去会用"瓶子瑜伽"（bottle yoga）这个方法带出来。有些朋友有失眠的困扰，我也会建议他们睡前或夜里醒来，可以做这个练习。

密宗和瑜伽都有类似的方法，进行时会采用一些特定的姿势和手势。我在《真原医》中也谈过传统的方法，但后来带大家做的都是比较简化的版本。这样可以尽量降低大家接触的门槛，我想比较重要。

瓶子瑜伽

躺下来，放松，舒适就可以。

床上、地上、沙发上都好。平坦，让身体可以躺平而有足够的支撑，不让腰部或颈部悬空，注意不要受凉，记得安排一个不被打扰的空当来进行。

平躺，两只手放在身体两侧，手心朝上。

从头到脚，一点一点慢慢放松，身体愈轻松愈好。

把自己观想成一个光球，鼻子慢慢吸气，让气吸到丹田里。

吸气到丹田的同时，观想光球随着吸气愈来愈大。

没有办法再吸的时候，轻松闭气休息一下，会发现自己又可以再吸气。

不断重复吸气，闭气，再吸气的过程，光球也随着吸气愈来

呼吸，为了疗愈

愈大，甚至跟宇宙一样大。

真的撑不住时，再一次放过，把气呼出来。

闭气，守息是这个方法的关键。过程中持续带着吸气的念头，可以把不自觉的吐气挡住，而带来最大的效果。

气脉，也可以说是身心微细能量的管道。传统许多练习会集中在某一个脉轮或通道上，希望透过放松或特殊的练习把它打开。我也借用这些形式，为大家带出许多练习，包括在《光之瑜伽》《四大的瑜伽》带出各式各样的观想，透过光、中脉、地球、宇宙、地水火风四大元素的体会，让许多朋友打开了一些感受和体验，而可以净化，可以安定。

后来在《没有路的路》《定在心》也有更多的观想，都是为了帮助大家做初步的净化，将杂乱的念头和顾虑沉淀下来，而可以落到一个比较放松的状态。

这些以观想为主的练习，通常都含着很具体的描述，主要是为了帮助你集中注意，放过杂念。至于你能够做到多精确，倒不是练习的重点。

关键还是放松的专注，只是透过观想、五官和头脑，像游戏一样，轻轻松松就做到了。很有意思的是，一个人专注，不被头脑的顾虑和杂念干扰，不去纠结细节，甚至不在意做对或做错，只是轻轻松松地投入观想，气脉和脉轮反而自然通了。

透过瓶子瑜伽，一个人把自己从局部扩大，已经不知不觉在净化、消除内心的隔阂。同时也不断提醒自己——这一生可以体验的，包括再精彩的转变，还是离不开身心，还是离不开头脑的投射，而都还是虚的。

这完全是你可以亲自去验证的。

82

从身－心，透过呼吸，
回到臣服，回到参

讲到意识与潜意识的分别，或说自主与非自主的不同，可以说连"身－心"也分成两部分，一个是人可以控制的；另一部分不需要人去注意，它自动会运作。就像将计算机开机后，在我们用电脑做事前，计算机其实已经完成了很多程序，呼叫彼此、确定彼此的状态等等，并不需要使用者一一下指令去控制。

灵性或整体，是比身心更高的层面。无论我们能掌控的身心有多少功能，但它就像我过去讲的，跟整体相比根本不成比例。它是很小很小的一部分，但我们还有更高、更广的聪明。更高的层面已经整合一切，包括身心。

Prana，一般所说的"气"，不是在身心的层面，而是在更高的层面，是已经接近灵的层面。是从整体、全部好像延伸出一个动力，可以跟这个身心沟通、影响身心。

所以，谈到气，说它是心理的作用，也不是。说它是生理作用，也不对。无论你用什么角度——神经、淋巴、血管……其实都不是。但它的作用好像又离不开神经、淋巴、血管的运作。

一切都含着气，就连一颗石头都含着它，但我们又没办法很具体在解剖或物质的层面指出哪个是它。它跟物质不在同一个层面，而是更高的层面，可以说是灵性和身心间的一个桥梁。

清醒的呼吸就是那么重要。它是一个桥梁，我们轻松地数息、观息、随息、守息，也就把所有的练习都套上去了。只要带着觉察去做，你已经超过了所有的解释、所有的比喻。

数息、观息是偏向参的练习。一个人做练习，注意的作用愈来愈淡、愈来愈温和，或说愈来愈微细，突然意识到还是有一个"人"在观察。最后，自然也会发出这个问题：在观察的，是谁？

是"我"。

这一来，已经和这个身体拉开了距离。

本来一个人跟身体根本分不开，自己问"我是谁？"也自然会认为自己就是这个身体，把这个身心代表自己。他会认为这个有问题、有状况、在呼吸的就是他自己。

但透过观息，这种很温和、不激烈的作业，只是注意力愈来愈细，愈来愈不受到客体的影响，他突然回到好像是意识的根，却又离不开一个在观察的主体。这时，他自然会意识到，好像有一个"谁"在观察，而会问"是谁？"

这样不断地回转，"参"的味道也就出来了。

既然如此，为什么前面还需要做重生的呼吸？

一个人经过这一生，有了点年纪，身心的回路已经僵化或说硬化。他在这种僵硬的状态去做数息、观息、随息、守息，虽然很踏实，但作用会比较慢。

对这样的朋友，我会希望他突然体会到一种不一样的状态。有点像造出一个短路，让他突然跳出来，而有一个脱胎换骨的经验。

一个人突然体会到他过去从来没体会过的，他头脑本来没停过，但透过重生的呼吸将原本的惯性打破，然后再加上练习，他就有机会可以陆陆续续整合。毕竟光是突然有一个体会，但没有一个理论的架构也不行。

我从许多层面来进行，希望能陪大家一起完成这个工程。一方面，用清醒的注意来呼吸；另外一个层面，是完全臣服到呼吸。

重生，是臣服到呼吸，让呼吸主导。到最后，它完全是一个自己满足自己的循环，是一个联结不断的呼吸，根本跟人的控制、掌控、指挥一点关系都没有。我们只是把全部交出来。它是彻彻底底的一个臣服的练习。

83

跟大自然一起呼吸

我每个星期在 YouTube 上公开的分享，结束时都提醒大家要去接触大自然，把大自然当作是自己的老师。

和大自然在一起，其实你什么都不需要，只要舌抵上颚。如果可以光着脚，就在土地上散步、走路或坐在草地上，也可以抱着大树，把自己交给它。

首先把自己变成一个整体，随着呼吸愈来愈扩大。

整体，包括这个呼吸的体（breath body）膨胀开来，和宇宙合并在一起。

我们和这个呼吸的体、扩大的体，在草地上一起坐着，或站起来一起走，去体会每个动作。好像这动作是新鲜的，是第一次动。是整体在动这个脚，而不是你在移动这个脚。

你碰到草地，是整个扩大的呼吸体在碰草地——碰草的叶子，碰到草下的土地。

这种呼吸，不光是跟身体已经达到谐振，跟大自然也达到谐振。大自然没有念头，没有我们的杂念。跟大自然结合，达到谐振，已经跳过我们的情绪体、思考体、感受体的限制，而是一个很好的运动。

前面所谈的光脚在草地上走、抱树，也就是现在很多人在谈的"接地"的练习。

我过去在《四大的瑜伽》《光之瑜伽》也带出和大地联结的练习，都是一样的道理。我们现在都在一种虚拟的状态，不要谈跟地球，就连跟自己的身体都是隔阂的。

这里所谈的呼吸的功课，也是在做这种联结。首先把自己的意识从脑海降到身体，让身体成为一个载具、一个管道，带着我们跟大自然合一、跟生命做一个彻底的共融。

四大的瑜伽也很重要。我们的注意长期跟地球、跟生命是隔开的，也自然和地水火风这四大元素是分离的。透过这四大元素的观想，加上呼吸，可以把自己的生命带回来，重新和自然的元素结合。

一个人从出生到离开人间，在某个时刻一定会遇到忧郁的情况。像我个人小时候有很强烈的孤独感，现在回想起来，可能也是一种忧郁。所以面对这些忧郁的朋友，我非常同情，而这一生也帮助很多有类似状况的人。

忧郁症的朋友，突然遭遇心情很大的转变，从本来很开朗，变得很阴暗、很消沉。这很难去跟别人解释，就连自己也不清楚，说不上具体的原因。忧郁多半都是好几个层面的因素在作用，在这方面要走出来确实是非常难。

我对这样的朋友特别同情，也从过去的经验发现呼吸的疗愈是最直接的。从忧郁走出来，不是你去做什么，反而是臣服。放掉所有要做什么的压力，把自己交给呼吸。

呼吸是整体，你把自己交给呼吸，其实也是交给生命。跟生命共振，就好像跟上帝、跟神达到共振。对这一切充满信仰——是神、是生命把你带出来，不是小我带你出来。

这一点，和一般人做的，又是颠倒的。

是生命把你拉出来，带出来。

只有这样，才是从根源着手去得到解答。不是这样的话，解答都只是一时、是短暂的。也许人生遇到什么状况，问题可能又回来了。

84

需要的，是你亲自去疗愈

我在这本书谈的疗愈，其实都是自我疗愈。说到底，谁也治不好别人。谈饮食、谈自然疗愈的方法，无论是身体或心理的疗愈，到头来都是自我疗愈。

但从我过去的经验，和修行是一样的——人假如没有经过创伤、没有经过痛苦、不是年纪大而有失调或慢性病，无论跟他讲多少，他不可能体会到的。这些话，对他也不重要。

尤其谈的是那么简单的措施，像饮食、断食、运动、呼吸，就可以把生命捡回来。假如一个人没有经过很多痛苦，不会珍惜的。

过去，我遇到的一些朋友，有些是健康退化、生命受到疾病的打击，有些是过去受过创伤，这样的朋友反而会重视。我也希望透过这些方法为他们带来两方面的转变。

首先，是意识的转变。也就是让他突然体会到过去没有体会过的一些境界、一些状态、一些能量和情绪的释放。这种意识状态的转变可以给他信心，让他继续走下去、投入呼吸的功课。

健康的转变，也有一样的作用。

但是无论如何，如果一个人从来没有真正遇到这种生命的危机，即使我花再多时间，讲得再清楚、再仔细，他可能还是做不了。

要等到一个人自己发现"原来这么做会让身体得不到氧气""过去呼吸的方法全是错的""原来自己随时在一种失衡的状况"，再知道用这种简单方法就可以把健康带回来，他会如梦初醒，自然会非常重视这里所谈的。

他会发现，过去竟然从来不知道什么是横膈膜腹式呼吸，这是多么不可思议的事。毕竟我们都知道走路、跑步会把腿的肌肉建立起来，明明每天都要呼吸，却不去用这块老天早就给我们的肌肉。这是多么荒谬！

他才知道原来横膈膜对呼吸是那么重要的肌肉，甚至可以说是第二个心脏，影响到血液还有淋巴的循环。它所带动的呼吸可以活化副交感神经的放松作用，让生理代谢在一个稳定的环境运作。

弄清楚这一切，他可能会想：为什么过去没有人告诉他这些？

但如果他没有这种体会，你要从哪里讲起？要怎么跟他说原本的呼吸不正确，而呼吸的方式会影响寿命、影响全身每一个角落的功能？

怎么都解释不完，也解释不通的。

一个人就是要碰到危机，他突然体会到原来有那么简单的方法可以走出来。那么，他自然会坚持下去。无论别人怎么讲，他不会动摇，也不会要求我必须解释到多彻底、多准确。他个人已经有一种信仰，有信心去做。做了以后，尝到滋味，他就再继续。大概是这样的一种良性循环。

我过去见到的，能从疾病和各种健康问题走出来的人，都是抱持着这种精神追根究底，蒙着头进行。什么都不管，就是一路走下去。

尤其当他知道，用这么简单的横膈膜呼吸、深呼吸、长呼吸就可以把健康找回来，他不可能不去投入。

最可惜的是，这样的人还是少之又少。在修行也是一样，到最后可以从创伤走出来、转变整个生命的价值观念，这样的人一样也是少数再少数。

要有各种条件组合，他才会认同，才会投入。

结语

呼吸，一切回到平等

这几年来，我看到运动、饮食、呼吸领域观念的转变，都不再是单纯从理论出发，而是有人经过很严重的身心状况，亲自找到解答再热心推广出来。

如果不是找出解决的方法，他们一生走不出疾病的影响，甚至可能失去生命。亲身经历这种转变的人，对于自己认同的观念和做法所带着的信心，当然和理论或科学的专家完全不一样。即使在推广时遭遇大众的不认同、甚至扯后腿，他们也无所谓，就往前走。

这一生，我所经过、看到的每一个现象，不管是呼吸、饮食、运动都一样。

另外一个重点，对我个人是一样重要，或可能更重要。

这些方法，呼吸、饮食、运动都是一种等化器（equalizer）——将一切平等化，让我们恢复平等心。

我回巴西，最喜欢到里约的海滩。巴西很热，如果你有机会到那里，会发现沙滩上每个人都穿得很少。一眼望去，海边都是人，有白色、咖啡色、黄色、黑色，就像彩虹一样。

里约的海滩就像一个等化器，无论你是什么地位、什么身份、有多少财富，到了那里，大家都是平等的。

我在那里看到许多非常有名、有很高的地位、拥有不可思议财富的人。在那里，都一样。就跟一般人一样，在海边跟人说话、跟人聊天。

我这么多年推广"全部生命"的观念，包括所有的方法，尤其呼吸，更是一个大的等化器。不管你过去是什么背景、有没有知识、有没有学问、有没有身份、有没有财富、有没有权力、有没有疾病、带着什么期待、抱着怎样的生命观、价值观……走到最后，只要进入呼吸的方法，不花一分钱，不光眼前的问题得到解答，甚至可能对生命带来一个脱胎换骨的大转变。

我这一生全部的努力，透过全人医学和全部生命所推动的，也就是这样的等化器，把一切都回到平等。

在这些方法前，一个人不可能不进入一种平等。

当然，这些话，对一个人生刚好遇上状况的人，可能比较容易接受。就算你没有遭遇身体健康的状况、没有人生的挫折，你可能想追求、想探讨什么是真实，总有一个切入点可以打开来。

呼吸的方法，表面上是一个生理性的法门或练习。但是不知不觉，你发现透过呼吸却可以把意识投入在身体、降落在身体、或说沉淀在身体。

我们还不用去谈提升到哪里、上升到什么境界、开悟成为圣人或进化成什么，一个人老老实实先落到身体，才会发现连这个身心都还没有真正体会过，而过去只是躲在头脑的一个境界、一个角落、一个空间，把自己封闭在里头。

很简单地，用呼吸的方法，对个人已经带来一种革命、一种脱胎换骨的改变。

为什么会推动这些方法？要把这些练习带出来？因为它不在头脑的领域。你懂多少，不重要。你体会多少，也不重要。假如你把这些方法当作几句话，很马虎看完，也就带过去了。没有亲自去体验、点点滴滴去掌握，再能脱胎换骨的机会也就错过了。

最后，这本书《呼吸，为了疗愈》是为了疗愈什么？

其实，这个疗愈不光是身体，不光是心理，不光是过去种种的创伤、身心不平衡或是身体累积的问题，而是想恢复更高的、全部的层面，或者说灵性的层面、整体的层面。

透过这种呼吸，我们突然发现可以轻轻松松、不费力、又没有选择地把自己全部交给下一口呼吸。

随时交给下一个呼吸。

接下来，下一个呼吸。

下一个，下下一个呼吸。

交给下一个呼吸，其实就等于是交给下一个瞬间。

呼吸，跟瞬间是完全一样的。毕竟，只有在眼前的瞬间，这里现在，你才可以进行下一口呼吸。

呼吸跟瞬间，是两面一体。只有透过这个瞬间，你才可以把这一生全部想执行、想活出的真实充分展开，让它活出它自己。

呼吸，为了疗愈。是让我们找到真正的自己，找回真实。是透过每一口呼吸，我们可以从这个人间彻底跳出来。

到最后，一个人虽然活在这个世界，但是已经不属于这个世界。

附录

可与本书搭配的导引与练习

千聊平台风潮线上课程频道"杨定一课程"

★真原医静心：静坐的说明、数息、观息、随息、守息

★没有路的路：呼吸静坐引导、谐振式呼吸（1分钟6次）、
　　　　　　重生的呼吸、我—在的呼吸

★定在心：清醒的呼吸、*Anapana*

★重生—蜕变于呼吸间：谐振式呼吸、净化呼吸法（四小一大）

★呼吸瑜伽：数息、观息、随息、从数息到参

杨定一博士 《全部生命系列》

天才科学家中的天才 | 中国台湾狂销排行 NO.1
奥运冠军心灵导师耗时 10 年大爱力作 | 彻底优化并改写无数人的命运轨迹

进阶生活智慧　活出人生真实　收获生命丰盛

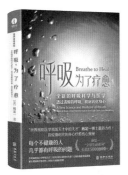 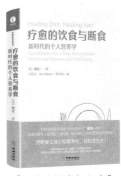 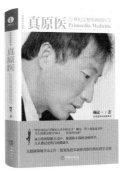

《呼吸，为了疗愈》　　　《疗愈的饮食与断食》　　　《真原医》

    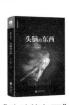

《静坐》　　《好睡》　　《丰盛》　　《时间的陷阱》　　《头脑的东西》

   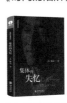 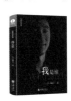

《转折点》　　《唯识》　　《短路》　　《集体的失忆》　　《我是谁》

    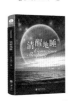

《必要的创伤》　　《无事生非》　　《不合理的快乐》　　《落在地球》　　《清醒地睡》

扫码购书

杨定一博士 《全部生命系列》

天才科学家中的天才 | 中国台湾狂销排行 NO.1
奥运冠军心灵导师耗时 10 年大爱力作 | 彻底优化并改写无数人的命运轨迹

进阶生活智慧 活出人生真实 收获生命丰盛

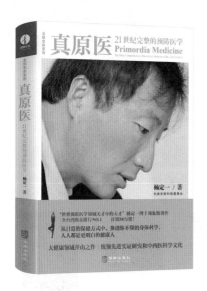

大健康领域开山之作
统领先进实证研究和
中西医科学文化

ISBN：978-7-5169-1512-7
定价：69.00 元

"现代病"要用现代人的智慧来应对。当你知道"植化素""螺旋动力学""量子谐振""疗愈定律"这些前沿科学研究，并且回归自己的内心，建立起身心平衡、整合的大健康理念时，你其实已经掌握了绝大多数的保健方式背后的真谛。

让本书强大的医学成果和生命智慧，陪你彻底参透人体健康的核心奥秘。当你知其然、更知其所以然，并以开放的心态去践行时，你和家人的健康才是真的坚不可摧。

扫码购书

杨定一博士 《全部生命系列》

天才科学家中的天才 ｜ 中国台湾狂销排行 NO.1
奥运冠军心灵导师耗时 10 年大爱力作 ｜ 彻底优化并改写无数人的命运轨迹

进阶生活智慧　活出人生真实　收获生命丰盛

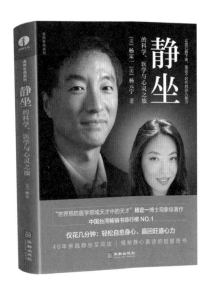

让自己静下来，
是这个时代的非凡能力

ISBN：978-7-5169-1947-7
定 价：69.00 元

掌握"调节副交感神经""开发大脑神经新回路""让荷尔蒙活跃"这些科学方法，你所苦求的各种身心好状态，不再是难事。强大的方法背后必有真理存在：先让自己静下来。

静下来，让身体得以完整的喘息、修复，让心灵得以彻底的清零、疗愈。

在一个安宁稀缺的时代，我们又该如何逆袭而上，拥有这种能力？

杨定一博士参悟近千年养生智慧，整合物理、生物、神经生理学等近现代科学与医学研究成果，通过 40 年亲身实践，将秘密揭示：静坐，可以让你轻松、快速地进入安宁之境。

不苛求姿势、动作和场地，专注在数呼吸就能开始。本书中的静坐法既是保健的极简工具，又是生命的深刻智慧。当你把人生真谛浓缩在安宁的几分钟间，一切注定不平凡。

扫码购书

杨定一博士 《全部生命系列》

天才科学家中的天才 | **中国台湾狂销排行 NO.1**
奥运冠军心灵导师耗时 10 年大爱力作 | **彻底优化并改写无数人的命运轨迹**

进阶生活智慧　活出人生真实　收获生命丰盛

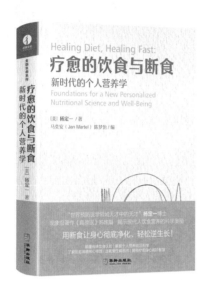

用断食让身心彻底净化、
轻松逆生长！

ISBN：978-7-5169-2319-1
定价：89.00 元

在人人焦虑、身心失调的时代，本书是你实现生命逆袭的科学饮食指南——

将古人的疗愈智慧、自然疗法和现代的西方医学进行整合，从调整内分泌、恢复代谢灵活性、扭转慢性病体质等方面入手，引领你进入身心疗愈与意识转化的全新状态。

饮食是现代人最大的瘾之一，但也可以成为智慧。当你懂得透过正向的满足感和全新的营养回路来吃好、吃饱，也就走上习惯转变的道路，走出饮食与体质的失衡，让身心获得彻底的净化，使每一个细胞真正活起来、发挥全部潜能！

让一切从解开饮食与断食的疗愈奥秘开始。

扫码购书